全国医药职业教育药学类专业特色教材

（供药学、药品经营与管理、药物制剂技术、药品质量与安全等专业用）

药物化学实训

主　编　石　磊　牛晓东

主　审　曾　雪　谭　韬

编　者（以姓氏笔画为序）

王丽娟（重庆医药高等专科学校）

牛亚慧（重庆医药高等专科学校）

牛晓东（重庆医药高等专科学校）

甘淋玲（重庆医药高等专科学校）

石　磊（重庆医药高等专科学校）

冉启文（重庆医药高等专科学校）

冯媛娇（重庆医药高等专科学校）

兰作平（重庆医药高等专科学校）

刘　颜（重庆美莱德生物医药有限公司）

米庆林（重庆医药高等专科学校）

张亚红（重庆医药高等专科学校）

张如超（重庆医药高等专科学校）

钟文武（重庆医药高等专科学校）

徐颖倩（重庆医药高等专科学校）

梁　静（重庆市食品药品检验检测研究院）

曾　雪（重庆医药高等专科学校）

谭　韬（重庆医药高等专科学校）

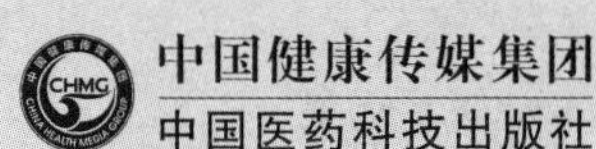

中国健康传媒集团

中国医药科技出版社

内容提要

本教材是“全国医药职业教育药学类专业特色教材”之一。共有6章内容（20个实训），包括药物化学实训基本知识及基本操作技能、药物的物理性质实训、药物的化学性质实训、药物的化学稳定性实训、药物的制备实训、综合实训。本教材不仅加强对学生实践能力的培养，而且通过对实训结果的分析可培养学生分析问题、解决问题以及独立设计与实施实训的综合能力。本教材可供全国高职高专院校药学、药品经营与管理、药物制剂技术、药品质量与安全等专业用，也可供从事药物化学相关工作的人员参考。

图书在版编目（CIP）数据

药物化学实训/石磊，牛晓东主编.—北京：中国医药科技出版社，2019.2

全国医药职业教育药学类专业特色教材

ISBN 978-7-5214-0796-9

Ⅰ.①药…　Ⅱ.①石…②牛…　Ⅲ.①药物化学-高等职业教育-教材　Ⅳ.①R914

中国版本图书馆CIP数据核字(2019)第026851号

美术编辑　陈君杞
版式设计　张　璐

出版　**中国健康传媒集团**｜中国医药科技出版社
地址　北京市海淀区文慧园北路甲22号
邮编　100082
电话　发行：010-62227427　邮购：010-62236938
网址　www.cmstp.com
规格　$787 \times 1092mm\ ^1/_{16}$
印张　$9\ ^1/_4$
字数　157千字
版次　2019年2月第1版
印次　2022年7月第2次印刷
印刷　三河市百盛印装有限公司
经销　全国各地新华书店
书号　ISBN 978-7-5214-0796-9
定价　26.00元

获取新书信息、投稿、为图书纠错，请扫码联系我们。

前 言

药物化学是高职高专院校药学及相关专业的必修课，药物化学实训通过将药物化学理论知识和实训操作相结合，加深学生对基本理论的理解，使学生进一步掌握和熟悉药物鉴别、药物合成与设计过程中的基本流程与基本方法，以及学会在药物结构修饰中常用的技巧，培养学生具有分析问题、解决问题以及独立设计与实施实训的综合能力。

为了更好地发挥实训教师在教学中的引导作用，有效地激发学生对药物化学实训课程的学习兴趣，让学生成为实训教学的主体，本教材联系实训教学中存在的实际问题，首先要求学生在实训之前必须预习，其次要求学生在实训过程中必须认真操作与观察，最后要求学生在实训结束后对结果进行认真的分析并写出实训总结，督促学生自觉地养成理论联系实际的习惯。本教材在加强对学生实训能力培养的基础上，还强调通过对实训结果的分析以及思考题的解答，从而培养学生的创新性思维。

药物化学实训中用到的仪器与试剂种类较多，常需用到很多易燃烧、易爆炸，或是有剧毒和强腐蚀性的药品，如在实训过程中使用不恰当，很容易引起火灾、发生爆炸或是中毒与灼伤等安全事故，为了确保实训能够安全地进行，本教材要求学生在学习与掌握药物化学实训相关的基本理论与技能的基础上，必须严格遵守实训室规则，如加强实训前准备、熟悉操作要求、强调实训过程的记录与药剂的使用规定。本教材对药物化学实训室的规章制度有详细的说明与讲解，同时对实训室容易发生的安全事故及准确的处理方式有详细的说明，以严防安全事故的发生。

本教材主要由重庆医药高等专科学校的骨干教师编写，编写分工如下：牛晓东负责实训一、实训二、实训三，张亚红负责实训四、实训十一，刘颜负责实训五、实训六，兰作平负责实训七、实训八，曾雪、梁静负责实训九、实训十，王丽娟负责实训十二，谭韬负责实训十三，甘淋玲负责实训十四，钟文武负责实训十五，冉启文负责实训十六，徐颖倩负责实训十七，冯媛娇负责实训十八，米庆林负责实训十九，张如超负责实训二十，石磊负责实训思考参考答案，牛亚慧负责附录。

由于编者水平所限，书中难免有不妥之处，希望大家在使用过程中提出宝贵意见，以利于我们再版时修正和提高。

编　者

2019年1月

目 录

第一章

药物化学实训基本知识及基本操作技能

实训一　药物化学实训基本知识

药物化学是研究化学药物的化学结构、理化性质、制备方法、构效关系、体内代谢、作用机制以及寻找新药途径与方法的一门综合性学科。药物化学建立在化学学科的基础上，涉及生物学、医学等各个学科的内容，并为药理学、药物分析和药物制剂等药学专业课程服务，是药学领域中的重要学科之一。为了药物化学实训安全、顺利进行，要求学生掌握药物化学实训的基本知识和基本操作技能。

一、实训室规则

1.实训前做好准备工作，认真复习相关理论课内容，预习实训内容，明确实训目的要求、基本原理方法、实训操作步骤，了解实训安全须知。

2.遵守实训室纪律，服从老师和实训室人员的安排和指导。

3.实训过程中应保持安静，不得大声喧哗，严禁在实训室追逐、打闹。

4.保持实训室环境的清洁卫生，实训台要经常保持整洁有序。废纸、废液以及其他废物一律放入指定的容器中，严禁丢入水槽，也不能随地乱丢。

5.爱护仪器设备，节约用电用水，节约药品材料。严禁将实训室的仪器、材料、药品等物品带走。

6.实训结束后，整理好仪器、药品，做好清洁工作，关好水、电、煤气、门、窗。

二、实训室一般安全规则

1.熟悉实训室的环境，熟悉消防器材的存放地点和使用方法。

2.使用易燃、易爆、有毒、腐蚀性药品时，或在反应中有上述物质生成或可能生成时，必须严格按照相关规定的方法、步骤和注意事项在指定的区域进行操作。

3.使用电器时，须在装配完毕经检查合格后再接上电源。用后立即切断电源，再拆除装置。

4.将药品加到容器中时，切勿在容器上俯视。也不要俯视正在加热的液体，以防热液溅出伤人。

5.加热试管时，不能将管口对着自己和别人。

6.使用酒精灯，用时才点燃，不用时盖上灯罩，严禁用燃着的酒精灯点燃其他的酒精灯，以免酒精流出而着火。

7.实训室严禁吸烟、饮食。

8.如遇意外事故，应保持镇静，不要乱跑，且立即告知教师或实训室人员，采取相应措施。

三、易燃、腐蚀性和有毒药品及溶剂的使用规则

1.严禁试剂入口，如需用鼻鉴别试剂时，应将试剂瓶远离鼻子，用手轻轻煽，严禁将鼻子接近瓶口鉴别。

2.腐蚀性物质撒落时，应立即全部收拾起来，并将地板或桌子洗净。

3.操作某些有毒气体或蒸气，必须在通风柜内进行操作处理。

4.易燃药品不可放在煤气灯、电炉或其他火源的附近。

5.实训过程中加热排除易挥发及易燃性有机溶剂时，应在水浴锅或密封的电热板上缓慢进行。严禁用明火或电炉直接加热。

6.在蒸馏可燃性物质时，首先应将水冲入冷凝器内，再开加热开关。

7.身上或手上沾有易燃物时，应立即清洗干净，不得靠近灯火，以防着火。

8.严禁将氧化剂与可燃物一起研磨。

9.腐蚀类药品，取用时尽可能戴上橡皮手套。

10. 稀释硫酸时必须在烧杯等耐热容器内进行，稀释时是将浓硫酸加到水中，绝对不能将水加注到硫酸中去。

四、实训室灭火常识

加热试样或实训过程中起火时，先切断电源，关闭煤气龙头，立即用湿抹布或石棉布熄灭火焰。针对起火区情况，用适当的灭火器材灭火，并迅速与有关部门联系请求援救。

根据燃烧物的性质，选择相适应的灭火器材。

1.木材、纸张、棉布等着火，最有效的灭火剂就是水，另外可以用酸碱式和泡沫灭火器。

2.可燃性液体（如液态石油化工产品，食用油脂和涂料稀释剂等）着火，用泡沫

式灭火器和“1211”灭火器。但不能用水和酸碱式灭火器。

3. 可燃性气体（如天然气、市煤气、沼气、液化石油气等）着火，可用“1211”灭火器和干粉灭火器。不能用水、酸碱式灭火器和泡沫式灭火器。

4. 可燃性金属（如钾、钙、钠、镁、铝、钛等）着火，砂土是最有效的，严禁用水、酸碱式灭火器、泡沫灭火器和二氧化碳灭火器。

五、实训室一般伤害救护

实训室常见的伤害有切割引起的外伤，加热灼烧引起的烫伤，化学药品等引起的腐蚀、灼烧性伤害等。

1. 切割引起的外伤可用消毒镊子或消毒纱布将伤口清理干净，再用3.5%的碘酒涂抹伤口四周，再进行止血。

2. 较轻烫伤或烧伤时，可涂95%的酒精并浸湿纱布盖于伤处或用冷水止痛。还可用3%~5%的高锰酸钾或各种烫伤膏，再用纱布包扎。

3. 化学烧伤时应迅速解脱衣服，清除皮肤上的化学药品，并用大量干净的水冲洗，再用消除该种有害药品的特种溶剂或溶液处理。

假如是眼睛受到化学灼烧，最好的方法是立即用洗涤器的水流洗涤，洗涤时要避免水流直射眼球，也不要揉擦眼睛。如果是碱灼伤，再用1%硼酸溶液淋洗，如果是酸灼烧，再用1%碳酸氢钠溶液淋洗。

六、实训须知

药物化学实训所用试剂和溶剂品种多、用量大。有些实训还需要加热或减压等操作，实训操作者经常接触各种电器和热源，如果操作不慎，易引起中毒、触电、烧伤、火灾、爆炸等事故。所以要求每位操作者，必须严格遵守操作规程，树立严密的科学实训态度，提高警惕，消除隐患，预防事故的发生。

1. 实训前必须充分预习实训内容，明确实训原理、操作步骤及注意事项，认真听指导老师讲解实训内容，在完全明白实训原理、实训内容和操作方法的基础上，方可开始实训。

2. 实训开始前应检查仪器是否完整无损，装置是否正确，经老师检查合格后方可开始实训。

3. 实训时要保持室内清洁、整齐、安静。实训台上不应放置与本次实训无关的仪器和材料，对所用的仪器、实训药品和试剂均应保持清洁和陈列整齐。

4.实训过程中应密切观察实训进程是否正常，仪器是否漏气、破裂等。并随时记录每一步实训，记录的内容包括实训时间、实训材料、实训条件、实训过程发生的现象及各种数据和结果。

5.易燃性溶剂必须随时密封容器，倒取和存放时必须远离火源，不得随意将易燃性、易爆性的有机溶剂及药品倒入水槽或污物缸内。不得在烘箱或烤箱内放带有易燃性有机溶剂的仪器和物品。凡属公用试剂、药品、器材，使用完毕后应立即放回原处，不得乱丢乱放，以免影响他人使用。所用试剂、药品的盖及所用滴管不得交换，以免造成交叉污染，浪费或影响实训。

6.使用精密仪器及电气设备时，应先了解其原理及操作规程，检查好电路，严格按操作规程进行操作。电线及仪器不应放在潮湿处，不要用湿手接触电器。所用电器如有漏电现象必须立即关闭，严禁继续使用。电器用完后，应立即清理，关闭电源。

7.用易燃性有机溶剂进行回流或蒸馏时，应检查仪器装置是否漏气，冷凝水是否畅通，应根据沸点的不同选用水浴、油浴或沙浴，不得直火加热。蒸馏前应加入数粒沸石，以防爆沸，导致实训失败或烫伤。

8.实训室常用的三氯甲烷、苯、甲苯、甲醇、氰化物、汞盐、铅盐等化合物有毒或有剧毒，使用时不要洒在容器外，不要接触皮肤或口腔。最好在通风橱中进行操作，产生毒气的操作必须在毒气橱中进行。

9.实训完成后产生的废液或残渣必须按实训老师的要求倒入相应的容器中。

10.实训结束应由值日生做好实训室的卫生，将水、电、门窗关好，方可离开实训室。

11.实训时一旦不慎起火，应沉着冷静，要立即切断电源及火源，搬走易燃易爆物品，并使用实训室内备用的灭火器材迅速扑灭。

七、实训思考

1.易燃、腐蚀性和有毒药品及溶剂的使用注意事项是什么？

2.详述实训中事故的预防和处理措施。

实训二　药物化学实训基本操作技能

一、仪器的洗涤及干燥

（一）仪器的洗涤

实训室中常使用各种玻璃仪器，这些仪器是否干净，常影响药物化学实训是否可顺利进行及准确性，所以应保证使用仪器干净。

洗涤玻璃仪器的方法很多，应根据污物的性质来选用。附着在仪器上的污物有可溶性物质，也有尘土和不溶性物质，还有油污和药物。常用的洗涤方法如下。

1. 用水刷洗　用毛刷和水刷洗，既可使可溶物溶去，也可使附着在仪器上的尘土和不溶物脱落下来。但往往不能去油污和药物。

2. 用去污粉、合成洗涤剂洗　先把要洗的仪器用水湿润，用毛刷沾少许去污粉或洗涤剂，擦洗瓶内外，再用水冲洗干净。

3. 用洗涤液洗　对于顽固黏附在玻璃上的斑迹或残渣，可用洗涤液来洗涤。最常用的洗涤液是由等体积的浓硫酸和饱和的重铬酸钾溶液配制而成。对药物和油污的去污能力特别强。使用时，于仪器内加少量洗液，使仪器倾斜并慢慢转动，让仪器内壁完全为洗液润湿。过会后，把洗液倒回原瓶内，再用大量水冲洗仪器。如果用洗涤液将仪器浸泡一段时间，则效果更好。

已洗净的仪器壁上，不应附着有不溶物或油污。如加水于仪器，将仪器倒转过来，水即顺着器壁流下，器壁上只留下一层既薄又均匀的水膜，而无水珠附着在上面，则表示仪器已洗干净。

（二）仪器的干燥

1. 加热烘干　急需用的仪器可放于烘箱内干燥（控制在105℃左右），也可倒置在玻璃仪器烘干器上烘干。一些常用的烧杯、蒸发皿可置石棉网上小火烤干。

2. 晾干和吹干　不急用的洗净仪器可倒置于干燥处，任其自然晾干。带有刻度的计量器或小体积烧瓶等，可加入少许易挥发的有机溶剂（最常用的是乙醇或丙酮）倾斜并转动仪器，倾出溶剂。经淋洗后的仪器，很快挥干而干燥。如用吹风机，则干得更快（用此法时，玻璃仪器内的水应完全流尽。加入的乙醇或丙酮量不宜多，用后倒回废液容器中，用于清洗）。

二、普通蒸馏和沸点测定

沸点是液体药物重要的物理常数，每种纯的液体药物都有一定的沸点。

（一）原理

液体药物沸点可以通过常压下普通蒸馏来测定。室温下每种液体都有一定的蒸气压，一般地，加热温度升高，液体蒸气压也随之增高。当加热到一定温度时，液体蒸气压与大气压相等，液体便开始沸腾，此时的温度就是该液体药物的沸点（馏程），用b.p表示。

普通蒸馏常用于分离、提纯液体药物和液体药物纯度的鉴定。

（二）主要操作要点

1.正确安装蒸馏装置　蒸馏烧瓶、冷凝管、接收器为蒸馏装置的三个主要部分，分别固定蒸馏烧瓶、冷凝管、接液管。

2.加沸石作用　防止暴沸！注意加入时间和数量。

3.温度计位置　温度计水银球上限与蒸馏烧瓶侧管下限应在同一水平线。

4.通冷凝水方向　下进上出。实训开始时，先通水，后加热。

5.沸点的温度（馏程）　根据《中国药典》规定，以接液管开始馏出的第5滴算起，至供试品仅剩3~4ml或一定比例的容积馏出时的温度范围。

6.实训结束时注意　蒸馏不宜蒸干，实训结束时，先停火，后停水。

7.测定沸点时必须做到以下事项

（1）加热速度：先小火后大火，保持馏出液速度为1~2滴/秒。

（2）温度计的位置要正确。

（3）使用磨砂精密温度计。

（4）对温度计进行校正。

（5）观察认真，读数准确。

三、减压蒸馏

常压下蒸馏高沸点液体化合物需要加热到很高温度，而这种高沸点化合物在较高温时容易发生分解或氧化，显然采用普通蒸馏该有机物是不适宜的，采用减压蒸馏便可避免上述现象的发生。

（一）原理

液体沸点与外界压力有关，用油泵或水泵抽气，使蒸馏系统压力降低，液体沸点也随着降低。减压蒸馏常用于分离、提纯高沸点液体药物。

（二）主要操作要点

1.正确安装减压蒸馏装置。

2.减压蒸馏中毛细管作用与普通蒸馏沸石作用一样，防止液体局部过热而引起暴沸。

3.检查漏气。实训开始之前，要检查系统有无漏气；是否能达到所需压力。检查方法是旋紧毛细管螺旋夹，关闭安全瓶活塞，然后用泵抽气，观察压力计所示压力，正常后，慢慢开启安全瓶上活塞，放进空气，直到压力计压力平衡为止。调节进入毛细管的空气量，使毛细管中有连续均匀的气泡产生，当达到所要求的压力后再进行热水浴。

4.控制蒸馏速度。至符合所要求压力和沸点时，速度为0.5~1滴/秒。

5.实训结束，先移去热源，再慢慢打开毛细管螺旋夹，并慢慢开启安全瓶活塞，直到压力计压力恢复平衡后，再关闭水泵（或油泵），然后拆除其他 仪器。

四、结晶和重结晶

（一）原理

结晶法是利用物质在热溶剂中溶解度大，在冷溶剂中的溶解度小（即热溶冷析），使所需物质以结晶状态析出，达到分离精制的目的。

结晶是将物质由非结晶状物质通过处理得到结晶状物质的过程。

重结晶是将粗结晶用适当的溶剂处理纯化为较纯的结晶状物质的过程。

（二）溶剂的选择

1.对被提纯的成分热时溶解度大，冷时溶解度小（即热溶冷析），而杂质冷热均不溶或冷热均易溶。

2.不与被提纯的成分起化学反应。

3.溶剂的沸点要适中。

4.选用混合溶剂时，要求低沸点溶剂对被提纯物的溶解度大，高沸点溶剂对被提纯物的溶解度小。

（三）操作过程

结晶法操作的一般过程如下。

1.制备近饱和溶液　一般情况下所需成分在混合物中的含量越高越容易结晶，即溶液的浓度高有利于结晶的形成。将已经过适当分离得到的较纯的混合物置锥形瓶中，加入较需要量略少的适宜溶剂，接上冷凝管，加热至微沸，若未完全溶解，可分次逐渐自冷凝管上端加入溶剂，直至欲结晶物质刚好完全溶解，制成近饱和溶液。

2.趁热滤过　制备好的热溶液需趁热滤过，除去不溶性杂质，注意避免布氏漏斗在滤过过程中有结晶析出。若热溶液含有色杂质可加活性炭煮沸十分钟脱色后，趁热滤过。

3.放冷析晶　结晶在低温下容易形成，但温度要慢慢降低，使结晶慢慢形成，才能得到较大且纯度较高的结晶。若快速降温，析出结晶虽快，但超过了化合物晶核的形成和分子间定向排列的速度，而使结晶的颗粒小，纯度低，有时只能得到无定型粉末。

4.过滤和洗涤　用抽气滤过的方法使结晶与溶液分离后，瓶中残留的结晶可用少量滤液冲洗并转至布氏漏斗中，把母液抽干，加入少量洗涤液，使结晶润湿，再抽干。

5.干燥　重结晶得到的结晶物质，其表面还吸附有少量溶剂，可根据结晶物的性质，采用红外灯烘干或真空恒温干燥器干燥。

五、折光率测定

光线自一种透明介质进人另一透明介质时，由于光线在两种介质中的传播速度不同，使光线在两种介质的平滑界面上发生折射。常用的折光率系指光线在空气中进行的速度与在供试品中进行速度的比值。根据折射定律，折光率是光线入射角的正弦与折射角的正弦的比值。

折光率也是液体药物重要的物理常数。折光率不仅作为物质纯度指标，也可用于鉴定未知物。如分馏时，配合沸点，作为划分馏分依据。

（一）原理

物质的折光率随入射光线波长不同而变，也随测定时温度不同而变。通常温度升高1℃，液态化合物折光率降低（3.5~5.5）$\times 10^{-4}$。通常以20℃为标准温度，以黄色钠光D线为标准光源（以D表示，波长589.3nm），如用阿贝（Abbe）折光计，可用白光光源，所得折光率用符号n_D^{20}表示。

测定液态化合物折光率仪器常使用阿贝折光计。

（二）操作要点

Abbe折光计使用方法如下。

1.校正（标尺刻度校正）

（1）用重蒸馏水校正，打开棱镜，滴1~2滴重蒸馏水于镜面上，关紧棱镜，转动左面刻度盘，使读数镜内标尺读数等于重蒸馏水的折光率（n_D^{20}=1.3330，n_D^{25}=1.3325）。调节反射镜，使入射光进入棱镜组，从测量望远镜中观察，使视场最亮。调节测量镜，使视场最清晰，转动消色调节器，消除色散，再用一特制的小旋子旋动右面镜筒下方的方形螺旋，使明界线和“＋”字交叉重合。

（2）用标准折光玻璃块校正，将棱镜完全打开使成水平，用少许1-溴代萘（n＝1.66）置光滑棱镜上玻璃块就黏附于镜面上，使玻璃块直接对准反射镜，然后按上述（1）方法进行测定。

2.测定　按上述（1）方法测定药品的折光率。

注意：因温度对折光率有影响，故测定时最好采用恒温水浴装置。

六、常用的实训仪器

实训室常用的普通玻璃仪器见图1-1所示。

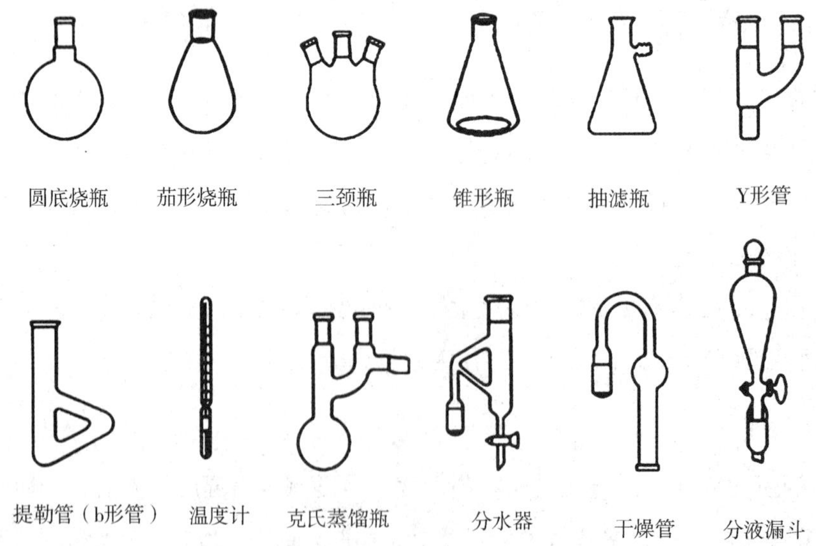

图1-1　药物化学实验常用玻璃仪器（1）

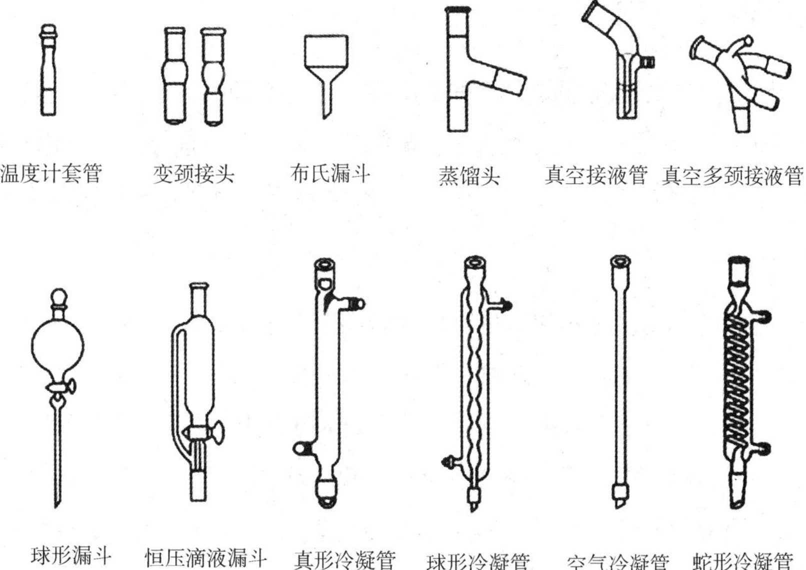

图 1-1　药物化学实训常用玻璃仪器（2）

七、常用实训装置

药物化学实训常用实训装置见图1-2。

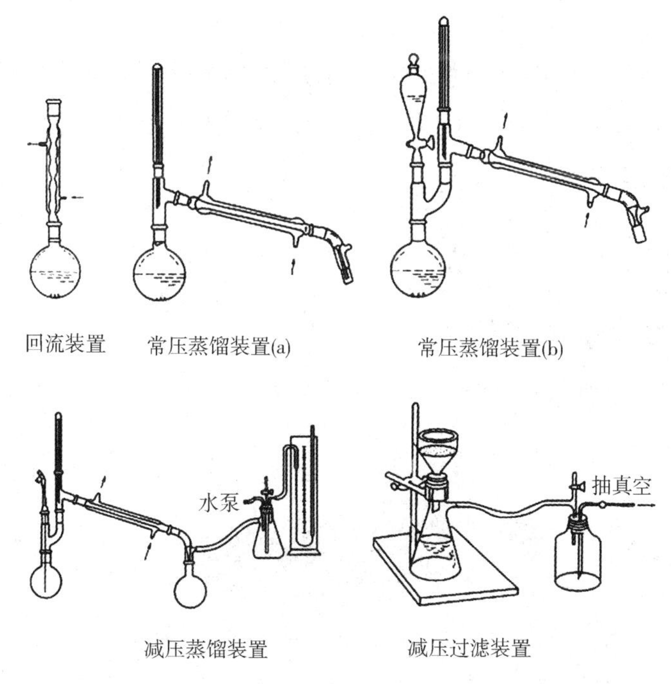

图1-2　药物化学实训常用实训装置

八、实训记录和实训报告

书写实训报告是实训教学的一项重要内容。通过实训报告，可以使学生进一步明确实训目的和原理，描述各种实训过程、现象和数据，总结推导实训结论，讨论各种实训问题。有助于培养学生正确的思维方式，提高他们分析问题和解决问题的能力。

（一）实训记录

实训记录是研究实训内容和书写实训报告的重要依据，写好实训记录是从事科学实训的一项重要训练。在进行实训时，要做到认真操作，仔细观察，积极思考，将观察到的结果以及测得的各种数据，及时准确地记录于记录本上，不应追记、漏记或凭印象记。记录要简明扼要、书写整齐、字迹清楚。记录错误的部分，可以用笔勾掉，但不得涂抹或用橡皮擦掉。记录内容应包括反应时间、温度、用量、现象、物态等。对于与预期相反的现象尤应注意如实记录，然后认真地分析原因。

（二）实训报告

实训报告应由实践过程和理论分析两个部分组成，是对实训过程的详细总结。一般实训报告应包括：实训目的、原理、反应机制、主要试剂用量及规格、主要试剂及产品的物理常数、实训装置、实训步骤和现象、产物的物理状态、收率、粗产品纯化原理以及结果与讨论等内容。

实训报告的结果与讨论是非常重要的部分，应根据自己所观察到的现象与结果，从中分析在实训过程中的成功与不足，并对实训提出改进意见，这将有助于提高学生分析和解决问题的能力。

九、实训思考

1. 简述分液漏斗的使用方法。
2. 什么是蒸馏？简述蒸馏过程中的主要操作要点。

第二章

药物的物理性质实训

实训三　药物溶解度及熔点测定实训

一、实训目的

1. 掌握药物溶解度、熔点测定方法，以及药物的熔点与纯度之间的关系。

2. 熟悉《中国药典》对药物近似溶解度的规定。

二、实训原理

1. 溶解度的测定　2015版《中国药典》规定，溶解度是药品的一种物理性质。各品种项下选用的部分溶剂及其在该溶剂中的溶解性能，可供精制或制备溶液时参考；对在特定溶剂中的溶解性能需作质量控制时，在该品种检查项下另作具体规定。药品的近似溶解度以下列名词术语表示。

极易溶解：系指1g（ml）溶质能在不到1ml溶剂中溶解。

易溶：系指1g（ml）溶质能在1~10ml溶剂中溶解。

溶解：系指1g（ml）溶质能在10~30ml溶剂中溶解。

略溶：系指1g（ml）溶质能在30~100ml溶剂中溶解。

微溶：系指1g（ml）溶质能在100~1000ml溶剂中溶解。

极微溶解：系指1g（ml）溶质能在1000~10000ml溶剂中溶解。

几乎不溶或不溶：系指1g（ml）溶质在10000ml溶剂中不能完全溶解。

试验法：除另有规定外，称取研成细粉的供试品或量取液体供试品，于25℃ ±2℃在一定容量的溶剂中，每隔5分钟强力振摇30秒钟；观察30分钟内的溶解情况，如无目视可见的溶质颗粒或液滴时，即视为完全溶解。

2. 熔点的测定（2015版《中国药典》第四部通则0612熔点测定法） 依照待测物质的性质不同，测定法分为下列三种。各品种项下未注明时，均系指第一法。

（1）第一法　测定易粉碎的固体药品。

A. 传温液加热法　取供试品适量，研成细粉，除另有规定外，应按照各药品项下干燥失重的条件进行干燥。若该药品为不检查干燥失重、熔点范围低限在135℃以上、受热不分解的供试品，可采用105℃干燥；熔点在135℃以下或受热分解的供试品，可在五氧化二磷干燥器中干燥过夜或用其他适宜的干燥方法干燥，如恒温减压干燥。

分取供试品适量，置熔点测定用毛细管（简称毛细管，由中性硬质玻璃管制成，长9cm以上，内径0.9~1.1mm，壁厚0.10~0.15mm，一端熔封；当所用温度计浸入传温液在6cm以上时，管长应适当增加，使露出液面3cm以上）中，轻击管壁或借助长短适宜的洁净玻璃管，垂直放在表面皿或其他适宜的硬质物体上，将毛细管自上口放入使自由落下，反复数次，使粉末紧密集结在毛细管的熔封端。装入供试品的高度为3mm。另将温度计（分浸型，具有0.5℃刻度，经熔点测定用对照品校正）放入盛装传温液（熔点在80℃以下者，用水；熔点在80℃以上者，用硅油或液状石蜡）的容器中，使温度计汞球部的底端与容器的底部距离2.5cm以上（用内加热的容器，温度计汞球与加热器上表面距离2.5cm以上）；加入传温液以使传温液受热后的液面在温度计的分浸线处。将传温液加热，待温度上升至较规定的熔点低限约低10℃时，将装有供试品的毛细管浸入传温液，贴附在温度计上（可用橡皮圈或毛细管夹固定），位置须使毛细管的内容物部分在温度计汞球中部；继续加热，调节升温速率为每分钟上升1.0~1.5℃，加热时须不断搅拌使传温液温度保持均匀，记录供试品在初熔至全熔时的温度，重复测定3次，取其平均值，即得。

初熔系指供试品毛细管内开始局部液化出现明显液滴时的温度。

全熔系指供试品全部液化时的温度。

测定熔融同时分解的供试品时，方法如上述，但调节升温速率使每分钟上升2.5~3.0℃；供试品开始局部液化时（或开始产生气泡时）的温度作为初熔温度；供试品固相消失全部液化时的温度作为全熔温度。遇有固相消失不明显时，应以供试品分解物开始膨胀上升时温度作为全熔温度。某些药品无法分辨其初熔、全熔时，可以其发生突变时的温度作为熔点。

B.电热块空气加热法　系采用自动熔点仪的熔点测定法。自动熔点仪有两种测光方式：一种是透射光方式，一种是反射光方式；某些仪器兼具两种测光方式。大部分自动熔点仪可置多根毛细管同时测定。

分取经干燥处理（同A法）的供试品适量，置熔点测定用毛细管（同A法）中；将自动熔点仪加热块加热至较规定的熔点低限约低10℃时，将装有供试品的毛细管插入加热块中，继续加热，调节升温速率为每分钟上升1.0~1.5℃，重复测定3次，取其平均值，即得。

测定熔融同时分解的供试品时，方法如上述，但调节升温速率使每分钟上升

2.5~3.0℃。

遇有色粉末、熔融同时分解、固相消失不明显且生成分解物导致体积膨胀，或含结晶水（或结晶溶剂）的供试品时，可适当调整仪器参数，提高判断熔点变化的准确性。当透射和反射测光方式受干扰明显时，可允许目视观察熔点变化；通过摄像系统记录熔化过程并进行追溯评估，必要时，测定结果的准确性需经A法验证。

自动熔点仪的温度示值要定期采用熔点标准品进行校正。必要时，供试品测定应随行采用标准品校正。

若对B法测定结果持有异议，应以A法测定结果为准。

（2）第二法　测定不易粉碎的固体药品（如脂肪、脂肪酸、石蜡、羊毛脂等）。

取供试品，注意用尽可能低的温度熔融后，吸入两端开口的毛细管（同第一法，但管端不熔封）中，使高达约10mm。在10℃或10℃以下的冷处静置24小时，或置冰上放冷不少于2小时，凝固后用橡皮圈将毛细管紧缚在温度计（同第一法）上，使毛细管的内容物部分在温度计汞球中部。照第一法将毛细管连同温度计浸入传温液中，供试品的上端应在传温液液面下约10mm处；小心加热，待温度上升至较规定的熔点低限尚低约5℃时，调节升温速率使每分钟上升不超过0.5℃，至供试品在毛细管中开始上升时，检读温度计上显示的温度，即得。

（3）第三法　测定凡士林或其他类似物质。

取供试品适量，缓缓搅拌并加热至温度达90~92℃时，放入一平底耐热容器中，使供试品厚度达到（12±1）mm，放冷至较规定的熔点上限高8~10℃；取刻度为0.2℃、水银球长18~28mm、直径5~6mm的温度计（其上部预先套上软木塞，在塞子边缘开一小槽），使冷至5℃后，擦干并小心地将温度计汞球部垂直插入上述熔融的供试品中，直至碰到容器的底部（浸没12mm），随即取出，直立悬置，待黏附在温度计球部的供试品表面浑浊，将温度计浸入16℃以下的水中5分钟，取出，再将温度计插入一外径约25mm、长150mm的试管中，塞紧，使温度计悬于其中，并使温度计球部的底端距试管底部约为15mm；将试管浸入约16℃的水浴中，调节试管的高度使温度计上分浸线同水面相平；加热使水浴温度以每分钟2℃的速率升至38℃，再以每分钟1℃的速率升温至供试品的第一滴脱离温度计为止；检读温度计上显示的温度，即可作为供试品的近似熔点。再取供试品，照前法反复测定数次；如前后3次测得的熔点相差不超过1℃，可取3次的平均值作为供试品的熔点；如3次测得的熔点相差超过1℃时，可再测定2次，并取5次的平均值作为供试品的熔点。

三、实训内容

熟悉药物在水中及不同溶剂中溶解度测定方法，纯净药物及混合药物的熔点测定方法。

（一）用品

1.仪器　天平、试管、毛细管、量筒、烧杯、自动熔点测定仪等。

2.药品与试剂　苯巴比妥钠、盐酸普鲁卡因、阿司匹林、对乙酸氨基酚、磺胺嘧啶、维生素C、维生素K_1、对乙酰氨基酚、己烯雌酚、纯化水、乙醇和乙醚等。

（二）方法和步骤

1. 药物在水中溶解度的测定　分别称取苯巴比妥钠、盐酸普鲁卡因、阿司匹林、对乙酸氨基酚、磺胺嘧啶各0.10g，置适宜容器中，除另有规定外，于25℃ ±2℃在一定容量的水中，每隔5分钟强力振摇30秒钟，观察30分钟内的溶解情况，如无目视可见的溶质颗粒或液滴时，即视为完全溶解。记录纯化水的用量。

2. 药物在不同溶剂中溶解度的测定　分别称取维生素C和维生素$K_1$0.10g各三份，分别置适宜容器中并标号，除另有规定外，于25℃ ±2℃在一定容量的水、乙醇、乙醚中，每隔5分钟强力振摇30秒钟，观察30分钟内的溶解情况，如无目视可见的溶质颗粒或液滴时，即视为完全溶解。分别记录纯化水、乙醇和乙醚的用量。

3. 纯净药物熔点的测定　取干燥的对乙酰氨基酚和己烯雌酚各0.10g研细，装入适宜毛细管中，依照熔点测定法进行操作记录初熔和全熔的温度。

4. 混合物熔点的测定　取上述任意两药品各0.10g，混合均匀装入适宜毛细管中，依照熔点测定方法进行操作，记录初熔和全熔的温度。

四、实训注意事项

1. 熔点测定要根据测定药品的性质选择方法。
2. 溶解度测定要注意对于温度的要求。
3. 溶解度测定时选取适当的容器。

五、实训思考

1. 简述溶解度的含义及测定方法。
2. 简述熔点测定的方法及其适用范围。

六、实训结果

1. 药物在水中溶解度测定 记录于表2-1。

表2-1 药物在水中溶解度测定

实训日期： 年 月 日 室温： ℃

药物名称	试剂及反应条件（可用图示）	实训现象	结果分析

2. 药物在不同溶剂中溶解度测定 记录于表2-2。

表2-2 药物在不同溶剂中溶解度测定

实训日期： 年 月 日 室温： ℃

药物名称	试剂及反应条件（可用图示）	实训现象	结果分析

3. 纯净药物熔点的测定 记录于表2-3。

表2-3 纯净药物熔点的测定

实训日期： 年 月 日 室温： ℃

药物名称	试剂及反应条件（可用图示）	实训现象	结果分析

4.**混合物熔点的测定**　记录于表2-4。

表2-4　混合物熔点的测定

实训日期：　　　年　　月　　日　　　　　　　室温：　℃

药物名称	试剂及反应条件（可用图示）	实训现象	结果分析

七、实训体会

实训技能考核评价标准

考核项目		考核得分
实训前准备	1. 实训预习	5
	2. 实训仪器准备、玻璃仪器洗涤	5
	3. 试液配制	10
实训过程	4. 药品、试剂取用准确、规范	10
	5. 按规程操作	20
	6. 观察现象并记录	10
实训后整理	7. 仪器清洗并归位	10
	8. 实训报告、结论	10
	9. 实训总结与体会	10
	10. 卫生整理	10
总 分		100

实训四　药物比旋度测定实训

一、实训目的

1. 掌握药物旋光度的测定方法、原理及比旋度的计算方法。

2. 熟悉自动旋光仪的工作原理及使用方法。

二、实训原理

许多有机化合物具有光学活性，即平面偏振光通过其液体或溶液时，能引起旋光现象，使偏振光的平面向左或向右发生旋转，偏转的度数称为旋光度。这种特性是由于物质分子中含有不对称元素（通常为不对称碳原子）所致。光学异构体数为2^n，n为分子中不对称碳原子数。使偏振光向右旋转者（顺时针方向，朝光源观测）称为右旋物质，常以“+”号表示；使偏振光向左旋转者则称为左旋物质，常以“-”号表示。影响物质旋光度的因素很多，除化合物的特性外，还与测定波长、偏振光通过的供试液浓度与液层的厚度以及测定时的温度有关。当偏振光通过长1dm、每1ml中含有旋光性物质1g的溶液时，测定的旋光度称为该物质的比旋度，以$[\alpha]^t_\lambda$表示。t为测定时的温度，λ为测定波长。通常测定温度为20℃，使用钠光谱的D线（589.3nm）表示为$[\alpha]^t_D$。比旋度为物质的物理常数，可用于区别或检查某些物质的光学活性和纯杂程度。旋光度在一定条件下与浓度呈线性关系，故还可以用于测定含量。

旋光仪又称旋光计，是药品检验工作中较早使用的仪器。早期的圆盘式旋光仪由钠光灯光源、起偏镜、测定管、半影板调零装置和支架组成。起偏镜是一组可以产生平面偏振光的晶体，称为尼克尔棱境，用一种天然晶体如方解石按一定方法切割再用树胶黏合而制成。现今则多采用在塑料膜上涂上某些具有光学活性的物质，使其产生偏振光。早期旋光仪用人眼观测误差较大，读数精度为0.05°。20世纪80年代数显自动指示旋光仪和投影自动指示旋光仪相继问市。仪器的读数精度也提高了0.01°和0.001°。2015年版《中国药典》规定使用读数精度达到0.01°的旋光仪。

三、实训内容

葡萄糖旋光度的测定和比旋度的计算。

（一）用品

1. 仪器　分析天平、烧杯、容量瓶、自动旋光仪等。

2. 药品与试剂　葡萄糖、纯化水、氨试液等。

（二）方法和步骤

1. 供试液的配制　取葡萄糖约5g，精密称定，置100ml烧杯中加适量纯化水溶解，定量转移到100ml量瓶中，再加氨试液0.2ml后，加纯化水稀释至刻度，摇匀，静置10分钟备用。

2. 旋光度的测定　将配制好的葡萄糖转移至旋光仪测定管中，在自动旋光仪上测出旋光度，重复读数三次，取其平均值为供试品溶液的旋光度。

3. 计算比旋度　根据实训测得的旋光度值计算葡萄糖的比旋度值，并与药典规定的葡萄糖比旋度比较。

计算公式为：

$$[\alpha]^{t}_{\mathrm{D}}=\frac{\alpha}{L\times C}$$

式中，$[\alpha]$为比旋度；λ为测定浓长，D为钠光谱的D线（589.3nm）；t为测定时的温度；α为测得的旋光度值；L为测定管的长度（以dm为单位）；C为药物溶液的质量浓度（g/100ml）。

四、实训注意事项

通电开机之前应取出仪器样品室内的物品，各示数开关应置于规定位置。先用交流供电使钠光灯预热启辉，启辉后光源稳定约20分钟后再进行测定，读数时应转换至直流供电。不读数时间如果较长，可置于交流供电，以延长钠光灯的寿命。连续使用时，仪器不宜经常开关。有的仪器测定波长可调，除钠光灯外，还装有其他光源，如卤素灯、汞灯、氙气、钨灯等，可按操作说明书进行操作。

温度对物质的旋光度有一定影响，测定时应注意环境温度，必要时，应对供试液进行恒温处理后再进行测定（如使用带恒温循环水夹层的测定管）。

测定应使用规定的溶剂，使主药溶解完全。如辅料使供试液不澄清，应滤清后再用；加入测定管时，应先用供试液冲洗数次；如有气泡，应使其浮于测定管凸颈处；旋紧测试管螺帽时，用力不要过大；两端的玻璃窗应用滤纸与镜头纸擦拭干净。

测定管不可置干燥箱中加热干燥，因为玻璃管与两端的金属螺帽的线膨胀系数不同，加热易造成损坏，用后可晾干或用乙醇等有机溶剂处理后晾干。注意，使用酸碱溶剂或有机溶剂后，必须立刻洗涤晾干，以免造成金属腐蚀或使螺帽内的橡胶垫圈老化、变黏。仪器不用时，样品室内可放置硅胶以保持干燥。

按规定或根据读数精度配制浓度适当的供试品溶液，通常是读数误差小于1.0%。如供试品溶解度小，可以使用2dm的长测定管，以提高旋光度，减小测定误差。供试液配制后应及时测定，对于已知易发生消旋或变旋的供试品，应注意严格操作与测定时间。

五、实训思考

1. 影响旋光度测定结果的因素有哪些？
2. 简述实训中WZZ-2型自动旋光仪操作方法。

六、实训结果

药物比旋度测定结果写入表2-5。

表2-5　药物比旋度测定

实训日期：　　年　　月　　日　　　　　　室温：　℃

药物名称	试剂及反应条件（可用图示）	实训现象	结果分析

七、实训体会

实训技能考核评价标准

考核项目		考核得分
实训前准备	1. 实训预习	5
	2. 实训仪器准备、玻璃仪器洗涤	5
	3. 试液配制	10

续表

考核项目		考核得分
实训过程	4. 药品、试剂取用准确、规范	10
	5. 按规程操作	20
	6. 观察现象并记录	10
实训后整理	7. 仪器清洗并归位	10
	8. 实训报告、结论	10
	9. 实训总结与体会	10
	10. 卫生整理	10
总 分		100

第三章

药物的化学性质实训

实训五　中枢神经系统药物和外周神经系统药物的性质实训

一、实训目的

1. 掌握几种常用中枢神经系统药物和外周神经系统药物的主要理化性质、反应原理及在定性鉴别上的应用。

2. 学会应用药物的理化性质进行药物定性鉴别的方法与基本操作。

二、实训原理

1. 苯巴比妥　本品为巴比妥类药物，具有丙二酰脲和苯环结构。

在碳酸钠溶液中与硝酸银试液作用，生成可溶性的一银盐，加入过量的硝酸银试液可生成不溶性的二银盐沉淀。

可与亚硝酸钠－硫酸试液作用，即显橙黄色，随即转橙红色；能与甲醛－硫酸试剂作用，接界面产生玫瑰红色。

在吡啶溶液中与铜吡啶试液作用生成紫色沉淀；在碱性下加热水解，生成氨气。

2. 地西泮　本品为苯二氮䓬类药物，具有内酰胺及亚胺的结构。

在酸或碱性溶液中，受热易水解，水解产物无芳香第一胺结构。

溶于硫酸后，在紫外光灯（365nm）下检视，显黄绿色荧光。

遇碘化铋钾试液，即产生橙红色沉淀，放置颜色加深。

3. 艾司唑仑　本品为苯二氮䓬类药物，具有内酰胺及亚胺的结构。在酸或碱性溶液中，受热易水解，水解产物含有芳香第一胺结构，可发生重氮化－偶合反应，溶于硫酸后，紫外光灯（365nm）下检视，显天蓝色荧光。

4. 苯妥英钠　本品水溶液加氯化汞试液，可生成白色沉淀，在氨试液中不溶。

在吡啶溶液中与铜吡啶试液作用生成蓝色沉淀。

5. 盐酸氯丙嗪　本品结构中的吩噻嗪环，易被氧化，水溶液遇氧化剂时氧化变色。加硝酸后显红色，渐变淡黄色；与三氯化铁试液反应，显红色。

6. 盐酸吗啡　本品为生物碱类药物，可与生物碱显色剂反应。

与甲醛硫酸试液反应，显蓝紫色（Marquis反应）。

与钼硫酸试液反应显紫色，继而变为蓝色，最后变为棕绿色（Fröhde反应）。

本品易氧化，与铁氰化钾试液反应，显蓝绿色。

7. 盐酸哌替啶　本品结构中具有哌啶环，显生物碱的性质，与三硝基苯酚生成黄色结晶性的沉淀。

与碳酸钠溶液作用，析出游离哌替啶，为油滴状物。

8. 吡拉西坦　本品水溶液加高锰酸钾试液和氢氧化钠试液，溶液呈紫色，渐变成蓝色，最后呈绿色。

9. 溴新斯的明　本品具有氨基甲酸酯结构，与氢氧化钠溶液共热时，酯键可水解生成间二甲氨基苯酚钠及二甲氨基甲酸钠。前者与重氮苯磺酸试液发生偶合反应，生成红色偶氮化合物。

本品为溴化物，与硝酸银试液反应，可生成淡黄色凝乳状沉淀；此沉淀微溶于氨试液，而不溶于硝酸。

10. 硫酸阿托品　本品具有酯结构，水解生成莨菪酸，可发生Vitali反应，即与发烟硝酸共热水解生成的莨菪酸发生硝基化反应，生成三硝基衍生物，遇氢氧化钾的乙醇溶液，分子内双键重排，生成醌型物，初显紫堇色，继变为暗红色，最后颜色消失。

本品游离体因碱性较强，与氯化汞作用，可析出黄色氧化汞沉淀，加热后转变成红色。

11. 肾上腺素　本品含有邻苯二酚结构，具有较强的还原性。本品的稀盐酸溶液加过氧化氢试液，煮沸，即显血红色；遇三氯化铁试液即显翠绿色，加氨试液，即变紫色，最后变为紫红色。

12. 盐酸麻黄碱　本品含有氨基醇结构，其水溶液与碱性硫酸铜试液作用，生成蓝紫色配合物；加乙醚振摇后，放置，乙醚层即显紫红色，水层变成蓝色。

13. 重酒石酸去甲肾上腺素　本品的水溶液，加三氯化铁试液即显翠绿色；再缓缓加碳酸氢钠试液，即显蓝色，最后变成红色。

本品加酒石酸氢钾的饱和溶液溶解后，加碘试液，放置后，加硫代硫酸钠试液，溶液为无色或仅显微红色或淡紫色。

本品含有酒石酸，加10%氯化钾溶液析出酒石酸氢钾结晶性沉淀。

14. 马来酸氯苯那敏　本品含有马来酸结构，有不饱和双键，加稀硫酸及高锰酸钾试液，红色褪去。

本品结构中有叔胺结构，当与枸橼酸-醋酐试液在水浴上加热，呈红紫色。

15. 富马酸酮替芬 本品加硫酸，即显橙黄色，加水，橙黄色消失。

本品分子中含有酮基，加二硝基苯肼试液，置水浴中加热，溶液产生红色絮状沉淀。

本品分子中的富马酸为不饱和酸，加碳酸钠试液和高锰酸钾试液，红色即褪去，产生棕色沉淀。

16. 盐酸普鲁卡因 本品含有酯的结构，其水溶液加氢氧化钠溶液后游离，析出普鲁卡因白色沉淀，加热酯水解，产生二乙氨基乙醇（蒸气使红色石蕊试纸变蓝）和对氨基苯甲酸钠，放冷，加盐酸酸化，即析出对氨基苯甲酸白色沉淀，此沉淀能在过量的盐酸中溶解。

本品的结构中具有芳香第一胺结构，在稀盐酸中与亚硝酸钠生成重氮盐，加碱性β-萘酚试液发生偶合反应，生成红色的偶氮化合物。

17. 盐酸利多卡因 本品具叔胺结构，其水溶液加三硝基苯酚试液，即产生复盐沉淀。

本品的水溶液加硫酸铜和碳酸钠试液，即显蓝紫色，加三氯甲烷振摇后放置，三氯甲烷层显黄色。

三、实训内容

（一）用品

1. 仪器 电热恒温水浴锅、试管、药匙、量杯、烧杯、研钵、漏斗、电热套、试管夹、蒸发皿。

2. 药品与试剂 苯巴比妥、地西泮、艾司唑仑、苯妥英钠、盐酸氯丙嗪、盐酸吗啡、盐酸哌替啶、吡拉西坦、溴新斯的明、硫酸阿托品、肾上腺素、盐酸麻黄碱、重酒石酸去甲肾上腺素、马来酸氯苯那敏、富马酸酮替芬、盐酸普鲁卡因、盐酸利多卡因、硫酸、亚硝酸钠、甲醛试液、碳酸钠试液、硝酸银试液、吡啶溶液（1→10）、铜吡啶试液、10%氢氧化钠溶液、红色石蕊试纸、盐酸（1→2）、0.1mol/L亚硝酸钠溶液、碱性β-萘酚试液、硫酸、氯化汞试液、氨试液、硝酸、三氯化铁试液、甲醛硫酸试液、钼硫酸试液、稀铁氰化钾试液、乙醇、三硝基苯酚试液、盐酸、氯酸钾、氢氧化钠试液、碘试液、稀盐酸、20%氢氧化钠溶液、重氮苯磺酸试液、发烟硝酸、氢氧化钾、氯化钡试液、盐酸溶液（9→1000）、过氧化氢试液、硫酸铜试液、乙醚、三氯甲烷、酒石酸氢钾的饱和溶液、碘试液、硫代硫酸钠试液、10%氯化钾溶液、枸橼酸醋酐试液、稀硫酸、高锰酸钾试液、二硝基苯肼试液、硫酸铜试液。

（二）方法和步骤

1. 苯巴比妥

（1）取本品约10mg，加硫酸2滴与亚硝酸钠约5mg，混合，即显橙黄色，随即转橙红色。

（2）取本品约50mg，置试管中，加甲醛试液1ml，加热煮沸，冷却，沿管壁缓缓加入硫酸0.5ml，使成两液层，置水浴中加热，交界处显玫瑰红色。

（3）取本品约0.1g，加碳酸钠试液1ml和水10ml，振摇2分钟，滤过，滤液中逐渐加入硝酸银试液，即生成白色沉淀，振摇，沉淀即溶解，继续滴加过量硝酸银，沉淀不再溶解。

（4）取本品约50mg，加吡啶溶液（1→10）5ml，溶解后，加铜吡啶试液1ml，即生成紫色沉淀。

（5）取本品约50mg，加10%氢氧化钠溶液2ml，加热煮沸，产生的气体能使湿润的红色石蕊试纸变蓝。

2. 地西泮

（1）取本品约10mg，加盐酸（1→2）10ml，水浴中缓缓煮沸15分钟，放冷，加0.1mol/L亚硝酸钠溶液4~5滴，充分振摇，再滴加碱性β－萘酚试液数滴，不生成红色偶氮沉淀。

（2）取本品约10mg，加硫酸3ml，振摇使溶解，在紫外光灯（365nm）下检视，显黄绿色荧光。

3. 艾司唑仑

（1）取本品约10mg，加盐酸溶液（1→2）15ml，缓缓煮沸15分钟，放冷，加0.1mol/L亚硝酸钠溶液4~5滴，充分振摇，滴加碱性β－萘酚试液，即产生橙红色沉淀，放置色渐变暗。

（2）取本品约1mg，加硫酸1~2滴，置紫外光灯（365nm）下检视，显天蓝色荧光。

4. 苯妥英钠 取本品约0.1g，加水2ml溶解后，加氯化汞试液数滴，即生成白色沉淀；在氨试液中不溶。

5. 盐酸氯丙嗪

（1）取本品约10mg，加水溶解后，加硝酸5滴，即显红色，渐变淡黄色。

（2）取本品约10mg，加水溶解后，加三氯化铁试液数滴，即显红色。

6. 盐酸吗啡

（1）取本品约1mg，加甲醛硫酸试液1滴，即显紫堇色。

（2）取本品约1mg，加钼硫酸试液0.5ml，即显紫色，继变为蓝色，最后变为棕绿色。

（3）取本品约1mg，加水溶解后，加稀铁氰化钾试液1滴，即显蓝绿色。

7. 盐酸哌替啶

（1）取本品约50mg，加乙醇5ml溶解后，加三硝基苯酚的乙醇溶液（1→30）5ml，振摇，即生成黄色结晶性的沉淀；放置，滤过，沉淀用水洗净后，在105℃干燥2小时，测定熔点为188~191℃。

（2）取本品约50mg，加水5ml溶解后，加碳酸钠试液2ml，振摇，即生成油滴状物。

（3）取本品约10mg，加甲醛硫酸试液1滴，即显橙红色。

8. 吡拉西坦 取本品0.1g，置点滴板上，加水数滴溶解，加高锰酸钾试液和氢氧化钠试液各1滴，搅匀，放置，溶液呈紫色，渐变成蓝色，最后呈绿色。

9. 溴新斯的明

（1）取本品约1mg，置蒸发皿中，加20%氢氧化钠溶液1ml与水2ml，置水浴上蒸干，加水1ml溶解后，放冷，加重氮苯磺酸试液1ml，即显红色。

（2）取本品0.5g，加水10ml溶解，取该溶液2ml，滴加硝酸银试液，即生成淡黄色凝乳状沉淀；分离，沉淀能在氨试液中微溶，但在硝酸中几乎不溶。

若供试品为溴新斯的明片，取本品的细粉适量（约相当于溴新斯的明0.1g），用乙醇浸渍数次，每次10ml，合并乙醇液，滤过，滤液置水浴上蒸干，照溴新斯的明项下的鉴别项试验，显相同的反应。

10. 硫酸阿托品

（1）取本品约10mg，加发烟硝酸5滴，置水浴上蒸干，得黄色残渣，放冷，加乙醇2~3滴湿润，加固体氢氧化钾一小粒，即显深紫色。

（2）取本品约10mg，加氯化汞试液，可析出黄色氧化汞沉淀，加热后转变成红色。

（3）取本品0.5g，加水10ml溶解，取该溶液2ml，滴加氯化钡试液，即生成白色沉淀；分离，沉淀在盐酸或硝酸中均不溶解。

11. 肾上腺素

（1）取本品约2mg，加盐酸溶液（9→1000）2~3 滴溶解后，加水2ml与三氯化铁试液1滴，即显翠绿色；再加氨试液1滴，即变紫色，最后变成紫红色。

（2）取本品10mg，加盐酸溶液（9→1000）2ml溶解后，加过氧化氢试液10滴，煮沸，即显血红色。

12. 盐酸麻黄碱

（1）取本品约10mg，加水1ml 溶解后，加硫酸铜试液2 滴与20%氢氧化钠溶液1ml，即显蓝紫色；加乙醚1ml，振摇后，放置，乙醚层即显紫红色，水层变成蓝色。

（2）取本品约10 mg，加水1ml完全溶解后，先加氨试液使成碱性，将析出的沉淀滤过除去。取滤液加硝酸使成酸性，加硝酸银试液，即生成白色凝乳状沉淀；分离，沉淀加氨试液即溶解，再加硝酸，沉淀复生成。

13. 重酒石酸去甲肾上腺素

（1）取本品约10mg，加水1ml 溶解后，加三氯化铁试液1滴，振摇，即显翠绿色；再缓缓加碳酸氢钠试液，即显蓝色，最后变成红色。

（2）取本品约1mg，加酒石酸氢钾的饱和溶液10ml溶解后，加碘试液1ml，放置5分钟后，加硫代硫酸钠试液2ml，溶液为无色或仅显微红色或淡紫色（与肾上腺素的区别）。

（3）取本品约50mg，加水1ml 溶解后，加10%氯化钾溶液1ml，在10分钟内应析出结晶性沉淀。

14. 马来酸氯苯那敏

（1）取本品约10mg，加枸橼酸醋酐试液1ml，置水浴上加热，即显红紫色。

（2）取本品约20mg，加稀硫酸1ml，滴加高锰酸钾试液，红色即消失。

15. 富马酸酮替芬

（1）取本品约5mg，加硫酸1滴，即显橙黄色，加水1ml，橙黄色消失。

（2）取本品约5mg，加二硝基苯肼试液1ml，置水浴中加热，溶液产生红色絮状沉淀。

（3）取本品约0.1g，加碳酸钠试液5ml，振摇，滤过，取滤液，滴加高锰酸钾试液4滴，红色即褪去，产生棕色沉淀。

16. 盐酸普鲁卡因

（1）取本品约50mg，加稀盐酸1ml，振摇使溶。加0.1mol/L亚硝酸钠试液数滴，再加碱性β-萘酚试液数滴，即生成红色沉淀。

（2）取本品约0.1g，加水2ml溶解后，加10%氢氧化钠溶液1ml，即生成白色沉淀；加热，变为油状物；继续加热，发生的蒸气能使湿润的红色石蕊试纸变为蓝色；加热至油状物消失后，放冷，加盐酸酸化，即析出白色沉淀。

（3）取本品约10mg，加水2ml完全溶解后，加稀硝酸1ml，加硝酸银试液，即生成白色凝乳状沉淀；分离，沉淀加氨试液即溶解，再加硝酸，沉淀复生成。

17. 盐酸利多卡因 取本品0.2g，加水20ml溶解后，照下述方法试验。

（1）取上述溶液10ml，加三硝基苯酚试液10ml，即生成沉淀。

（2）取上述溶液2ml，加硫酸铜试液0.2ml与碳酸钠试液1ml，即显蓝紫色；加三氯甲烷2ml，振摇后放置，三氯甲烷层显黄色。

（3）取上述溶液5ml，加稀硝酸1ml，加硝酸银试液，即生成白色凝乳状沉淀；分离，沉淀加氨试液即溶解，再加硝酸，沉淀复生成。

四、实训注意事项

1. 若供试品为制剂，应先进行处理，然后称取适量的样品，照上述方法进行，实训现象应与原料药相同；若供试品为注射液，则可直接取注射液进行实训。

2. 苯巴比妥与10%氢氧化钠溶液共热时易发生爆沸，操作中应特别注意加热部位及振摇，并不得将试管口向人进行加热操作。

3. 硫酸阿托品加发烟硝酸蒸干，不可直火加热蒸干，否则易炭化影响结果，其水浴蒸干操作应在毒气橱中进行。

4. 在重氮化-偶合反应中，为了避免亚硝酸和重氮盐分解，须在低温下进行。实训过程中必须保持酸性，盐酸的量要多于药物3倍。

5. 盐酸普鲁卡因具有芳香第一胺结构，遇光、铁器可加速其氧化变色，所以，取用时应注意避光和避免接触铁器。

6. 盐酸普鲁卡因水解反应试验，加盐酸酸化时要缓慢加入，如滴加过快，过量的盐酸直接与对氨基苯甲酸生成盐酸盐，而观察不到沉淀现象。

五、实训思考

1. 中枢镇痛药根据来源不同可分为哪几类？

2. 根据普鲁卡因的结构，说明有关其稳定性方面的性质。

3. 试从化学结构分析硫酸阿托品的稳定性，贮存时应注意什么问题？

六、实训结果

实训结果具体记录于表3-1中。

表3-1　实训结果

实训日期：　　年　　月　　日　　　　　　室温：　℃

药物名称	试剂及反应条件（可用图示）	实训现象	结果分析

七、实训体会

实训技能考核评价标准

考核项目		考核得分
实训前准备	1. 实训预习	5
	2. 实训仪器准备、玻璃仪器洗涤	5
	3. 试液配制	10
实训过程	4. 药品、试剂取用准确、规范	10
	5. 按规程操作	20
	6. 观察现象并记录	10

续表

考核项目		考核得分
实训后整理	7. 仪器清洗并归位	10
	8. 实训报告、结论	10
	9. 实训总结与体会	10
	10. 卫生整理	10
总 分		100

实训六　心血管系统药物和解热镇痛药及非甾体抗炎药的性质实训

一、实训目的

1. 掌握常用心血管系统药物、解热镇痛药和非甾体抗炎药物的主要理化性质、反应原理和实训操作方法。

2. 熟悉常用酚类药物的三氯化铁显色反应的原理。

3. 熟悉芳香第一胺类药物的重氮化–偶合反应原理。

二、实训原理

1. 利血平　本品具有吲哚的呈色反应。在醋酸和硫酸溶液中，与对二甲氨苯甲醛作用显绿色，再加冰醋酸则变为红色；本品与香草醛试液反应，显玫瑰红色。

本品具有生物碱的呈色反应，遇钼酸钠硫酸溶液立即显黄色，约5分钟后变为蓝色。

2. 卡托普利　本品结构中的巯基，具有还原性，易被氧化，能与亚硝酸作用，生成红色的亚硝酰硫醇酯。

3. 阿司匹林

水解反应：阿司匹林分子结构中含有酯键，在碳酸钠试液或氢氧化钠试液中水解生成水杨酸和醋酸，加热时，水解速度加快。用稀盐酸酸化后析出水杨酸白色沉淀，并有醋酸气味。

与三氯化铁反应：阿司匹林分子结构中本身无游离的酚羟基，其水溶液在常温下不与三氯化铁试液显色。但其水解成水杨酸后，具有酚羟基，与三氯化铁试液即可显色。

4. 对乙酰氨基酚

重氮化偶合反应：对乙酰氨基酚化学结构中含有酰胺键，在水解后产生对氨基酚，对氨基酚与亚硝酸钠盐酸酸性条件下生成重氮盐，再与碱性 β–萘酚试液作用下生成猩红色的偶氮化合物沉淀。

与三氯化铁反应：对乙酰氨基酚化学结构中含有游离的酚羟基，可与三氯化铁试液反应显色。

5. 安乃近

显色反应：在安乃近的盐酸溶液中，加入次氯酸钠试液，立即变成蓝色，加热煮沸后变为黄色。

水解反应：本品与稀盐酸共热煮沸后，分解产生具有特臭的甲醛和二氧化硫。

6. 尼可刹米 用于中枢性呼吸及循环衰竭、麻醉药及其他中枢抑制药的中毒。

本品具有酰胺结构，与碱共热会水解，产生二乙胺的碱性气体，可使湿润的红色石蕊试纸变蓝。

本品结构中具有吡啶环，可与多种生物碱沉淀试剂生成沉淀。

三、实训内容

（一）用品

1. 仪器 天平、研钵、试管、过滤蒸干装置等。

2. 药品与试剂 卡托普利、乙醇、亚硝酸钠结晶、稀硫酸、利血平、新鲜配制的香草醛试液、对二甲氨基苯甲醛、冰醋酸、硫酸、钼酸钠硫酸溶液、阿司匹林、碳酸钠试液、三氯化铁试液、碳酸钠试液、对乙酰氨基酚、稀盐酸、亚硝酸钠试液、碱性β-萘酚试液、安乃近、次氯酸钠试液等。

（二）方法和步骤

1. 卡托普利 取本品约25mg，加乙醇2ml溶解后，加亚硝酸钠结晶少许和稀硫酸10滴，振摇，溶液显红色。

2. 阿司匹林

（1）取本品约0.5g，加碳酸钠试液10ml，煮沸2分钟后，放冷，加过量的稀硫酸，立即析出白色沉淀，并产生醋酸的臭气。

（2）取本品约0.1g，加水10ml，加三氯化铁试液3滴，不显紫堇色；将溶液煮沸，放冷，再加三氯化铁试液1滴，溶液即显紫堇色。

若供试品为片剂，则可将片剂碾成细粉，取片粉适量（约相当于阿司匹林0.1g），加水10ml，加三氯化铁试液3滴，不显紫堇色；将溶液煮沸，放冷，再加三氯化铁试液1滴，溶液即显紫堇色。

另取片粉适量（约相当于阿司匹林0.5g），加碳酸钠试液10ml，振摇后放置5分钟，过滤，取滤液煮沸2分钟，冷却后，加入过量的稀硫酸，立即析出白色沉淀，并产生醋酸臭气。

3. 利血平

（1）取本品约1mg，加新鲜配制的香草醛试液0.2ml，约2分钟后，显玫瑰红色。

（2）取本品约0.5 mg，加对二甲氨基苯甲醛5ml，冰醋酸0.2ml与硫酸0.2ml，混匀，即显绿色；再加冰醋酸1 ml，转变为红色。

（3）取本品约1mg，0.1%的钼酸钠硫酸溶液0.3ml，即显黄色，约5分钟后变为蓝色。

4. 对乙酰氨基酚

（1）取本品约0.1g，加稀盐酸5ml，置水浴上加热40分钟，放冷，取溶液0.5ml，滴加亚硝酸钠试液5滴，摇匀，加水3ml稀释，加碱性β－萘酚试液2ml，振摇，溶液产生红色沉淀。

（2）取本品约20mg，加水2~3ml，滴加三氯化铁试液1~2滴，溶液立即呈蓝紫色。

若供试品为对乙酰氨基酚片，则可将片剂碾成细粉，取片粉适量（约相当于对乙酰氨基酚0.5g），加乙醇20ml分次研磨使乙酰氨基酚溶解，滤过，蒸干，将残渣按照上述两种方法进行实训。

5. 安乃近

（1）取本品约20mg，加稀盐酸1ml溶解后，加次氯酸钠试液2~3滴，产生瞬即消失的蓝色，加热煮沸变成黄色。

（2）取本品约0.2g，加稀盐酸8ml溶解后，加热，即产生二氧化硫的臭气，然后产生甲醛的臭气。

6. 尼可刹米注射液的鉴别　取尼可刹米注射液1支，置于洁净的试管，加2ml水稀释，振摇，平均分成两份。

（1）酰胺　加氢氧化钠试液2ml，加热水解，产生二乙胺的碱性气体，试管口用湿润的红色试纸检测，试纸变蓝。

（2）吡啶环　加硫酸铜试液2滴，加硫氰酸铵试液2滴，生成草绿色沉淀。

四、实训注意事项

1. 卡托普利具有巯基结构，故有类似蒜的特臭。

2. 若供试药品为片剂，需将片剂研细，取片粉造量，提取滤过，用滤液或残渣进行实训。

3. 试验中各药物在进行加热时，不能将试管进行直火加热，以防所受热力不均，产生局部温度过高而炭化，使实训结果不准确。

4. 在进行对乙酰氨基酚的实训时，由于该药物对光敏感，且与铁器接触已被氧化变色，因此在实训中要注意避免接触铁器，并应该注意药物要避光密封保存。

5. 在对乙酰氨基酚的重氮化-偶合反应实训中，必须严格遵守操作条件，应将本品在沸水浴中水解完全，再进行重氮化-偶合反应。水解时不可直火加热，否则会因局部温度过高，而促使本品被氧化或局部炭化，影响反应结果。为避免试剂亚硝酸钠和产物重氮盐的分解，实训应在低温条件下进行，且加入的盐酸要过量，一般为取药量的3倍左右。

五、实训思考

1. 阿司匹林能否直接与三氯化铁试液反应？为什么？

2. 重氮化反应适用于哪类结构药品的定性鉴别？操作中应注意什么问题？

3. 本试验中阿司匹林与扑热息痛定性鉴别方法有何异同？

4. 心血管系统药物根据临床应用可分为哪几类？目前常用的降压药和降血脂药有哪些？

六、实训结果

实训结果可记录于表3-2中。

表3-2 实训结果

实训日期：　　年　　月　　日　　　　室温：　℃

药物名称	试剂及反应条件（可用图示）	实训现象	结果分析

七、实训体会

实训技能考核评价标准

考核项目		考核得分
实训前准备	1. 实训预习	5
	2. 实训仪器准备、玻璃仪器洗涤	5
	3. 试液配制	10
实训过程	4. 药品、试剂取用准确、规范	10
	5. 按规程操作	20
	6. 观察现象并记录	10
实训后整理	7. 仪器清洗并归位	10
	8. 实训报告、结论	10
	9. 实训总结与体会	10
	10. 卫生整理	10
总 分		100

实训七　合成抗菌药和抗生素的性质实训

一、实训目的

1. 掌握常用合成抗菌药和抗生素的主要理化性质及在定性鉴别上的应用。

2. 学会应用药物的理化性质进行药物定性鉴别的方法与基本操作。

二、实训原理

1. 盐酸环丙沙星　本品为喹诺酮类药物，分子中叔胺结构能与丙二酸、醋酐显色。

2. 磺胺嘧啶、磺胺甲噁唑　磺胺类药物具有芳伯氨基能够发生芳香第一胺类的鉴别反应。

利用磺酰氨基氮的酸性与碱成盐后可被铜离子取代，生成难溶性的铜盐沉淀。

3. 甲硝唑　本品能发生芳香性硝基化合物的一般反应。

4. 异烟肼　本品的肼基可与香草醛发生缩合反应，生成黄色结晶。

肼基有还原性可被弱氧化剂氧化，如可被氨制硝酸银氧化并有银镜生成。

5. 盐酸乙胺丁醇　本品的氢氧化钠溶液可与硫酸铜试液反应，生成深蓝色的（1:1）络合物。

6. 青霉素钠　在稀酸条件下，本品发生电子转移并重排生成青霉二酸，该化合物为不溶于水但可溶于有机溶剂的白色沉淀。

7. 硫酸链霉素　在碱性条件下硫酸链霉素的糖苷键快速水解，水解生成的链霉糖经脱水重排，产生麦芽酚，在微酸性溶液中，麦芽酚与三价铁离子形成紫红色螯合物，此为麦芽酚反应。

本品水解产物链霉胍与8-羟基喹啉乙醇液和次溴酸钠试液反应，显橙红色，此为坂口反应。

8. 红霉素　红霉素的大环内酯结构中的内酯键易断裂，生成有色物。

9. 氯霉素　本品分子中硝基经氯化钙和锌粉还原成羟胺衍生物，在醋酸钠存在下与苯甲酰氯反应，生成的酰化物在弱酸性溶液中与Fe^{3+}生成紫红色配位化合物。

三、实训内容

（一）用品

1. 仪器　天平、试管、滴管、水浴锅等。

2. 药品与试剂　盐酸环丙沙星、磺胺嘧啶、磺胺甲噁唑、甲硝唑、异烟肼、盐酸乙胺丁醇、青霉素钠、硫酸链霉素、红霉素、链霉素、丙二酸、醋酐、乙醇、三氯甲烷、乙醚、丙酮、盐酸、稀盐酸、0.1mol/L亚硝酸钠溶液、碱性β－萘酚试液、0.4%氢氧化钠溶液、硫酸铜试液、氢氧化钠试液、10%香草醛的乙醇溶液、氨制硝酸银试液、硫酸铁铵溶液、次溴酸钠试液、0.5mol/L硫酸溶液、稀乙醇、1%氯化钙溶液、锌粉、三氯化铁试液。

（二）方法和步骤

1. 盐酸环丙沙星　取本品约50mg，置干燥试管中，加丙二酸约30mg，加醋酐10滴，在水浴中加热5~10分钟，溶液显红棕色。

2. 磺胺嘧啶、磺胺甲噁唑

（1）分别向两支试管中加磺胺嘧啶（SD）和磺胺甲噁唑（SMZ）约0.1g，各加稀盐酸1ml，必要时微热使溶解，放冷，各加0.1mol/L亚硝酸钠溶液3滴，再分别滴加碱性β－萘酚试液3滴，生成红色沉淀（视供试品的不同，颜色由橙黄到猩红色不同）。

（2）取试管两支，分别加药品（SD、SMZ）约0.1g，分别加水4ml和0.4%氢氧化钠溶液1~2滴，振摇使溶解，取上清液于两个试管中，再分别加入硫酸铜试液1滴，即生成不同颜色的铜盐沉淀。磺胺嘧啶反应生成黄绿色沉淀，放置后变为紫色；磺胺甲噁唑反应生成草绿色沉淀。

3. 甲硝唑　取本品约10mg，加氢氧化钠试液2ml，微热，即得紫红色溶液；滴加稀盐酸使成酸性后即变成黄色，再滴加过量氢氧化钠试液则变成橙红色。

4. 异烟肼

（1）取本品约0.1g，加5ml水溶解后，加10%香草醛的乙醇溶液1ml，摇匀，微热，放冷，即析出黄色结晶。

（2）取本品约10mg置试管中，加2ml水溶解后，加氨制硝酸银试液1ml，切勿强烈振摇，即发生气泡与黑色浑浊，并在试管壁上生成银镜。

5. 盐酸乙胺丁醇 取本品约20mg，加2ml水溶解后，加硫酸铜试液2~3滴，摇匀，再加氢氧化钠试液2~3滴，显深蓝色。

6. 青霉素钠 取本品约0.1g，加5ml水溶解后，加稀盐酸2滴，即生成白色沉淀；此沉淀能在乙醇、三氯甲烷、乙醚或过量的盐酸中溶解。

7. 硫酸链霉素

（1）麦芽酚反应：取本品约20mg，加水5ml溶解后，加氢氧化钠试液0.3ml，置水浴上加热5分钟，加硫酸铁胺溶液0.5ml，即显紫红色。

（2）取本品约10mg，加水4ml溶解后，加氢氧化钠试液2.5ml与0.1%8-羟基喹啉的乙醇溶液1ml，放冷至约15℃，加次溴酸钠试液3滴，即显橙红色。

8. 红霉素

（1）取本品5mg，加硫酸2ml，缓缓摇匀，即显红棕色。

（2）取本品3mg，加丙酮2ml溶解后，加盐酸2ml即显橙黄色，渐变为紫红色，再加三氯甲烷2ml振摇，三氯甲烷层显蓝色。

9. 氯霉素 取本品10mg，加稀乙醇1ml溶解后，加1%氯化钙溶液3ml与锌粉50mg，置水浴上加热10分钟，倾取上清液，加苯甲酰氯约0.1ml，立即强力振摇1分钟，加三氯化铁试液0.5ml与三氯甲烷2ml，振摇，水层显紫红色。

四、实训注意事项

1. 若供试品为注射剂可直接使用，若为片剂，应先进行处理，然后称取适量的样品，照上述方法进行，实训现象应与原料药相同。

2. SD、SMZ与硫酸铜试液反应，严格按要求加入碱量，使药品部分溶解，然后倾取上清液进行鉴别试验，可避免氢氧化铜沉淀的干扰。

3. 异烟肼与香草醛的反应，冷后如无结晶析出，可用玻璃棒轻轻摩擦试管内壁，即可析出结晶而变浑浊。

4. 氯霉素的鉴别实训中所用苯甲酰氯有毒，只需加12滴即可，且应安排在毒气柜中操作。

5. 青霉素钠应安排在最后进行，防止个别同学对青霉素有过敏反应。

五、实训思考

1. 为什么磺胺类药铜盐反应中碱不能过量？

2. 重氮偶合反应受哪些因素影响？

3. 常用的抗生素有哪几类？各有何特征性的理化性质？

4. 酸碱对抗生素稳定性有哪些方面的影响？

六、实训结果

实训结果可记录于表3-3中。

表3-3　实训结果

实训日期：　　年　　月　　日　　　　　　　　室温：　℃

药物名称	试剂及反应条件（可用图示）	实训现象	结果分析

七、实训体会

实训技能考核评价标准

考核项目		考核得分
实训前准备	1. 实训预习	5
	2. 实训仪器准备、玻璃仪器洗涤	5
	3. 试液配制	10
实训过程	4. 药品、试剂取用准确、规范	10
	5. 按规程操作	20
	6. 观察现象并记录	10

续表

考核项目		考核得分
实训后整理	7. 仪器清洗并归位	10
	8. 实训报告、结论	10
	9. 实训总结与体会	10
	10. 卫生整理	10
总 分		100

实训八　激素类和维生素类药物的性质实训

一、实训目的

1. 掌握激素类和维生素类药物的主要性质和实训方法。

2. 进一步巩固所学的激素类和维生素类药物的主要理化性质，熟悉基本操作。

二、实训原理

（一）激素类药物

1. 具有甾体结构的药物与强酸可发生显色反应。

2. 具有酚羟基的甾体药物与三氯化铁可发生显色反应。

3. 具有 Δ^4-3-酮结构的甾体药物可与异烟肼反应，生成具有颜色的异烟腙。

4. 具有17-甲酮基结构的甾体药物可与亚硝基铁氰化钠发生显色反应。

5. 具有17-α-醇酮基结构的甾体药物可还原酒石酸铜，产生红色沉淀。

6. 具有酯键的甾体药物可发生水解反应。

7. 具有乙炔基的甾体药物可与硝酸银试液反应，生成白色银盐沉淀。

（二）维生素类药物

1. 维生素A　本品可与三氯化锑的三氯甲烷溶液发生显色反应，即显蓝色，逐渐变为紫红色。

2. 维生素 D_2 和维生素 D_3　两者基本母核结构均为甾体，因此具有甾体类药物所共有的显色反应。

3. 维生素E　本品为醋酸酯，含酚羟基，可发生水解、氧化反应。

4. 维生素 K_3　本品的水溶液中存在与甲萘醌、亚硫酸氢钠间的动态平衡。当遇酸或碱时平衡被破坏，产生甲萘醌沉淀。

5. 维生素 B_1　本品易被氧化剂氧化为硫色素，硫色素溶于正丁醇中显较强的蓝色荧光。

6. 维生素B_2 本品的水溶液具有黄绿色荧光，可被连二亚硫酸氢钠还原生成溶解性较小的无荧光化合物，该化合物又可被空气中的氧气再氧化生成维生素B_2，荧光复显。

7. 维生素B_6 本品C_3位羟基的对位未被取代，能与氯亚氨基-2，6-二氯醌试液作用，生成蓝色化合物，继而转为红色。若本品先与硼酸形成配合物，则不能再与上述试液作用显色。

8. 维生素C 本品结构中含有连二烯醇结构，具有较强的还原性，在碱性条件下能与硝酸银试液发生银镜反应；还可使二氯靛酚钠试液褪色。

三、实训内容

（一）用品

1. 仪器 电子天平、电热恒温水浴锅、试管、药匙、烧杯、滴管、量杯、酒精灯等。

2. 药品与试剂 雌二醇、己烯雌酚、甲睾酮、黄体酮、醋酸地塞米松、炔雌醇、维生素A、维生素D_2、维生素D_3、维生素E、维生素K_3、维生素B_1、维生素B_2、维生素B_6、维生素C、硫酸、三氯化铁试液、乙醇、硫酸-乙醇（2∶1）、甲醇、亚硝基铁氰化钠、碳酸钠、醋酸铵、异烟肼、稀盐酸、碱性酒石酸铜试液、乙醇制氢氧化钾试液、硫酸溶液（1→2）、三氯甲烷、25%的三氯化锑的三氯甲烷溶液、醋酐、硫酸、无水乙醇、硝酸、氢氧化钾乙醇溶液、三氯化铁、联吡啶溶液、氢氧化钠试液、铁氰化钾试液、正丁醇、盐酸、10%的氢氧化钠、连二亚硫酸氢钠、稀盐酸、氨试液、20%醋酸钠溶液、4%硼酸溶液、氯亚氨基-2，6-二氯醌试液、硝酸银试液、二氯靛酚钠试液等。

（二）方法和步骤

1. 雌二醇 取本品约2mg，加硫酸2ml溶解，有黄绿色荧光，加三氯化铁试液2滴，呈草绿色，再加水稀释，变为红色。

2. 己烯雌酚 取本品约10mg，加硫酸1ml溶解后，溶液显橙黄色，加水10ml稀释后，颜色消失。

3. 甲睾酮 取本品数毫升，加硫酸-乙醇（2∶1）1ml使溶解，即显黄色并带有黄绿色荧光。

4. 黄体酮　取本品约5mg，置小试管中，加甲醇0.2ml溶解后，加亚硝基铁氰化钠的细粉约3mg、碳酸钠及醋酸铵各约50mg，摇匀，放置30分钟，应显蓝紫色。

5. 醋酸地塞米松

（1）取本品约10mg，加甲醇1ml，微热溶解后，加入碱性酒石酸铜试液1ml加热，即生成砖红色沉淀。

（2）取本品50mg，加乙醇制氢氧化钾试液2ml，置水浴加热5分钟，放冷，加硫酸溶液（1→2）2ml，缓缓煮沸1分钟，即发生醋酸乙酯的香气。

6. 炔雌醇

（1）取本品约2mg，加硫酸2ml溶解后，溶液显橙红色，在反射光线下出现黄绿色荧光；将此溶液倒入4ml水中，即生成玫瑰红色絮状沉淀。

（2）取本品约10mg，加乙醇1ml溶解后，加硝酸银试液5~6滴，即生成白色沉淀。

7. 维生素A　取本品1滴，加三氯甲烷10ml振摇使溶解；取出2滴，加三氯甲烷2ml与25%的三氯化锑的三氯甲烷溶液0.5ml，即显蓝色，逐渐变为紫红色。

8. 维生素D_2　取本品约0.5mg，加三氯甲烷5ml溶解后，加醋酐0.3ml和硫酸0.1ml，振摇，初显黄色，渐变红色，迅即变为紫色，最后变为绿色。

9. 维生素D_3　取本品约0.5mg，加三氯甲烷5ml溶解后，加醋酐0.3ml和硫酸0.1ml，振摇，初显黄色，渐变红色，迅即变为紫色、蓝绿色，最后变为绿色。

10. 维生素E

（1）取本品约30mg，加无水乙醇10ml溶解后，加硝酸2ml，摇匀，在75℃加热约15分钟，溶液显橙红色。

（2）取本品约30mg，加无水乙醇10ml溶解后，加入5滴氢氧化钾乙醇溶液并加热，然后加入5~10滴三氯化铁振摇，有黄色出现；再加入联吡啶试液振摇，溶液显红色。

11. 维生素K_3　取本品约30mg，加水溶解后分成两份，一份加入氢氧化钠试液，有黄色沉淀析出。另一份加入稀盐酸，有黄色沉淀析出并放出二氧化硫气体。

12. 维生素B_1　取本品约5mg，加氢氧化钠试液2ml溶解后，加铁氰化钾试液0.5ml与正丁醇5ml，强力振摇2分钟，放置分层后，上面醇层即显蓝色荧光；加硫酸使成酸性，荧光即消失；再加碱使成碱性，荧光又显出。

如供试品为维生素B_1片，则取本品片粉适量，加蒸馏水搅拌使溶，滤过，蒸干滤液，取残渣照上述方法试验。

13. 维生素B_2 取本品约1mg，加水100ml溶解后，溶液在透射光下显淡黄绿色并有强烈的黄绿色荧光；将溶液分成三份，第一份加入盐酸3滴，荧光即消失；第二份加10%的氢氧化钠，荧光即消失；第三份加入连二亚硫酸氢钠固体少许，摇匀后，黄色即消退，荧光亦消失。

14. 维生素B_6 取本品约10mg，加水100ml溶解后，各取1ml分别置甲乙试管中，各加20%醋酸钠溶液2ml，甲试管加水1ml，乙管加入4%硼酸溶液1ml，混匀，各迅速加氯亚氨基-2，6-二氯醌试液1ml，甲管中显蓝色，几分钟后即消失，并转为红色。乙管中不显蓝色。

15. 维生素C 取本品约0.2g，加水10ml溶解后，分成两等份，在一份中加入硝酸银试液0.5ml，即生成银的黑色沉淀。在另一份中，加二氯靛酚钠试液1~2滴，试液的颜色立即消失。

若供试品为片剂，则需取本品片粉适量（约相当于维生素C 0.2g），加水10ml振摇使其溶解，滤过，取滤液按上述方法试验。

四、实训注意事项

1. 若药品为普通制剂而非原料药时，需先进行处理，然后取与原料药等量的样品，按照上述方法进行试验，实训现象应与原料药作比较。

2. 做银镜反应的试管，如试管洗不净，可加硝酸数滴（必要时微热），即可洗净。

五、实训思考

1. 维生素C在贮存中变色的主要原因是什么？

2. 抗坏血酸的作用是什么？

3. 配制维生素C注射液时，应注意哪些条件？

六、实训结果

具体实训结果记录于表3-4中。

表3-4　实训结果

实训日期：　　年　　月　　日　　　　　　　　室温：　　℃

药物名称	试剂及反应条件（可用图示）	实训现象	结果分析

七、实训体会

实训技能考核评价标准

考核项目		考核得分
实训前准备	1. 实训预习	5
	2. 实训仪器准备、玻璃仪器洗涤	5
	3. 试液配制	10
实训过程	4. 药品、试剂取用准确、规范	10
	5. 按规程操作	20
	6. 观察现象并记录	10
实训后整理	7. 仪器清洗并归位	10
	8. 实训报告、结论	10
	9. 实训总结与体会	10
	10. 卫生整理	10
总 分		100

第四章

药物的化学稳定性实训

实训九　药物的水解变质实训

一、实训目的

1. 掌握不同化学结构药物发生水解反应的原理。

2. 了解影响水解反应的外界因素。

二、实训原理

酯类药物的水解反应在酸性和碱性下都可进行，且在碱性下的水解反应速度比酸性条件下的水解反应速度快，并能完全水解。

盐酸普鲁卡因、青霉素钠或青霉素钾、苯巴比妥钠、尼可刹米等药物分子结构中分别具有酯键（或内酯）或酰胺键，因此可以在一定条件下发生水解。

盐酸普鲁卡因的水解产物为二乙氨基乙醇，蒸气能使湿润的红色石蕊试纸变蓝；青霉素钠或青霉素钾发生分子重排生成青霉二酸的白色沉淀；苯巴比妥钠酰胺键水解生成苯基乙基乙硫脲，并进一步分解产生氨气，使湿润的红色石蕊试纸变蓝；尼可刹米水解产生乙二胺和烟酸。

三、实训内容

（一）用品

1. 仪器　天平、试管、电热恒温水浴锅等。

2. 药品与试剂　盐酸普鲁卡因、水、红色石蕊试纸、10%氢氧化钠溶液、青霉素钠或青霉素钾、稀盐酸、苯巴比妥钠、尼可刹米。

（二）方法和步骤

1. 盐酸普鲁卡因的水解

（1）取盐酸普鲁卡因约0.1g，加水3ml使其溶解，将一条湿的红色石蕊试纸盖于试管口，在沸水浴上加热，红色石蕊试纸不变色。

（2）取盐酸普鲁卡因约0.1g，加水3ml使其溶解，加入10%氢氧化钠溶液1ml，将一条湿的红色石蕊试纸盖于试管口，在沸水浴上加热，红色石蕊试纸变成蓝色。

2. 青霉素钠或青霉素钾的水解

（1）取青霉素钠或青霉素钾约0.1g，加水5ml使其溶解，观察溶液的澄清度，放置2小时，观察溶液是否有浑浊及颜色。

（2）取青霉素钠或青霉素钾约0.1g，加水5ml使其溶解，加稀盐酸2滴，有白色沉淀产生。

3. 苯巴比妥钠的水解

（1）取苯巴比妥钠0.1g，加水5ml使其溶解，观察溶液的澄清度，放置2小时，观察溶液是否有浑浊。

（2）取苯巴比妥钠0.1g，加入10%氢氧化钠溶液5ml，将一条湿的红色石蕊试纸盖于试管口，在沸水浴上加热，石蕊试纸变成蓝色并有氨气的臭味。

4. 尼可刹米的水解

（1）取尼可刹米10滴，加水3ml，将一条湿的红色石蕊试纸盖于试管口，在沸水浴上加热，红色石蕊试纸不变色。

（2）取尼可刹米10滴，加水3ml，加入10%氢氧化钠溶液3ml，将一条湿的红色石蕊试纸盖于试管口，在沸水浴上加热，红色石蕊试纸变成蓝色并有二乙胺的臭味。

四、实训注意事项

1. 盐酸普鲁卡因的水解中，当加入10%氢氧化钠溶液后将会产生游离的普鲁卡因白色沉淀。

2. 在本实训中有青霉素过敏史者应特别注意！

五、实训思考

1. 影响药物水解反应的因素有哪些？

2. 容易发生水解的基团及结构有哪些？

六、实训结果

1. 盐酸普鲁卡因的水解　具体实训结果记录于表4–1。

表4-1 盐酸普鲁卡因的水解实训结果

实训日期：　年　月　日　　　　室温：　℃

药物名称	试剂及反应条件（可用图示）	实训现象	结果分析

2.青霉素钠或青霉素钾的水解　具体实训结果记录于表4-2。

表4-2 青霉素钠或青霉素钾的水解实训结果

实训日期：　年　月　日　　　　室温：　℃

药物名称	试剂及反应条件（可用图示）	实训现象	结果分析

3.苯巴比妥钠的水解　具体实训结果记录于表4-3。

表4-3 苯巴比妥钠的水解实训结果

实训日期：　年　月　日　　　　室温：　℃

药物名称	试剂及反应条件（可用图示）	实训现象	结果分析

4.尼可刹米的水解　具体实训结果记录于表4-4。

表4-4 尼可刹米的水解实训结果

实训日期：　年　月　日　　　　室温：　℃

药物名称	试剂及反应条件（可用图示）	实训现象	结果分析

七、实训体会

实训技能考核评价标准

考核项目		考核得分
实训前准备	1. 实训预习	5
	2. 实训仪器准备、玻璃仪器洗涤	5
	3. 试液配制	10

续表

考核项目		考核得分
实训过程	4. 药品、试剂取用准确、规范	10
	5. 按规程操作	20
	6. 观察现象并记录	10
实训后整理	7. 仪器清洗并归位	10
	8. 实训报告、结论	10
	9. 实训总结与体会	10
	10. 卫生整理	10
总 分		100

实训十　药物的氧化变质实训

一、实训目的

1. 掌握不同结构的药物发生氧化反应的原理。

2. 了解外界因素对氧化反应的影响。

3. 认识防止药物发生氧化反应所采取的措施的重要性。

二、实训原理

1. 药物的自动氧化过程　是指药物在空气中被氧气自发引起的游离基链式反应，能发生自动氧化反应的官能团类型主要有以下几类。

（1）含有不饱和的碳–碳双键结构的药物易被氧化。

（2）结构中含有酚羟基药物均易被氧化，含酚羟基结构数量越多，越易被氧化。在碱性条件下更易被氧化，氧化产物多为有色化合物。

（3）含芳香第一胺结构的药物易被氧化成有色的醌型化合物、偶氮化合物或氧化偶氮化合物。

（4）具有脂肪性或芳香性巯基的药物均有还原性，因硫原子的电负性小于氧，易失去电子，故巯基比酚羟基或醇羟基更易被氧化。

（5）其他，醛类药物由于含有醛基，也能在一定的条件下被氧化成酸。醇羟基通常情况下还原性较弱，但若具有连烯二醇结构或α–羟基β氨基结构的药物，其还原性将增强。此外，吩噻嗪类药物也易被氧化，母核结构被氧化为醌型化合物和亚砜。

2. 影响药物自动氧化的外界因素

（1）氧气的影响　氧气是药物发生自动氧化反应的必需条件，故能够发生自动氧化的药物应尽可能避免和氧气接触。

（2）光线的影响　光线能促进药物的自动氧化，其原因主要是光能使氧分子由基态转变为激发态，成为活性氧，促进自由基的形成。一般情况下，为了避免药物受光的影响，通常将药物贮存于有色玻璃容器或避光容器中。

（3）金属离子的影响　金属离子主要是来自于原料、辅料、容器、溶剂等，它们以微量杂质的形式存在于药物之中。常见的有Cu^{2+}、Fe^{3+}、Pb^{2+}、Mn^{2+}等，这些金属离子可以促进药物的自动氧化。

因此为避免金属离子的影响，常在药物中加入适量的金属配合剂，如乙二胺四乙酸二钠（EDTA-2Na），以减少金属离子的含量，从而增加药物的稳定性。

（4）温度的影响　一般情况下，若温度升高，则化学反应速度加快。因此易发生自动氧化的药物应在生产和贮存过程中应选择适当的温度条件以防止自动氧化反应的发生。

（5）溶液酸碱性的影响　药物的自动氧化反应受溶液酸碱性的影响，且有些药物的自动氧化反应需要氢离子或氢氧根离子的参与。

对氨基水杨酸钠经氧化脱羧后生成间氨基酚，可进一步氧化成红棕色的醌型化合物。

盐酸异丙肾上腺素或重酒石酸去甲肾上腺素分子中具有邻苯二酚结构，易被氧化成不同的颜色的醌型化合物。

维生素C结构中含有连烯二醇结构，极易被氧化成黄色的糠醛。

盐酸氯丙嗪分子中具有吩噻嗪环的结构，可被氧化成红色的醌型化合物。

三、实训内容

（一）用品

1. 仪器　天平、锥形瓶、具塞试管、移液管、水浴等。

2. 试剂　对氨基水杨酸钠、盐酸异丙肾上腺素或重酒石酸去甲肾上腺素、维生素C、盐酸氯丙嗪、3%过氧化氢溶液、2%亚硫酸钠溶液、硫酸铜试液、0.05mol/L乙二胺四乙酸二钠溶液、硫酸铜试液等。

（二）方法和步骤

1. 供试液的配制：分别将对氨基水杨酸钠0.5g、盐酸异丙肾上腺素或重酒石酸去甲肾上腺素0.5g 、维生素C 0.25g、盐酸氯丙嗪50mg置于50ml锥形瓶中，加水30ml振摇，使其溶解。用移液管将四种药品各分别取出5ml置于具塞的试管中成五份，将每种药物编号，各成“1~5”号备用。

2.将上述四种药品的“1”号管，同时去掉试管的塞子，在空气中置于日光下直射，观察并记录各药品的颜色的变化。

3.将上述四种药品的“2”号管，分别加入3%过氧化氢溶液1ml，同时放入沸水浴上加热，观察并记录各药品在5、20、60分钟时的颜色变化。

4.将上述四种药品的“3”号管，分别加入2%亚硫酸钠溶液2ml后，再分别加入3%过氧化氢溶液1ml，同时放入沸水浴上加热，观察并记录各药品在5、20、60分钟时的颜色变化。

5.将上述四种药品的“4”号管，分别加入硫酸铜试液2滴，观察并记录各药品的颜色的变化。

6.将上述四种药品的“5”号管，分别加入0.05mol/L乙二胺四乙酸二钠溶液2ml后，再分别加入硫酸铜试液2滴，观察并记录各药品的颜色的变化。

四、实训注意事项

本实训中的各单项实训均应平行操作，即相同的试剂、剂量、反应的条件及时间等。

五、实训思考

1. 怎样防止药物自动氧化？

2. 影响药物发生氧化反应的外因有哪些？

六、实训结果

1.对氨基水杨酸钠的氧化 具体实训结果记录于表4–5。

表4–5 对氨基水杨酸钠的氧化实训结果

实训日期：　　年　　月　　日　　　　　　室温：　　℃

药物名称	试剂及反应条件（可用图示）	实训现象	结果分析

2.盐酸异丙肾上腺素或重酒石酸去甲肾上腺素的氧化 具体实训结果记录于表4–6。

表4-6　盐酸异丙肾上腺素或重酒石酸去甲肾上腺素的氧化实训结果

实训日期：　　年　　月　　日　　　　　　　室温：　　℃

药物名称	试剂及反应条件（可用图示）	实训现象	结果分析

3.维生素C的氧化　具体实训结果记录于表4-7。

表4-7　维生素C的氧化实训结果

实训日期：　　年　　月　　日　　　　　　　室温：　　℃

药物名称	试剂及反应条件（可用图示）	实训现象	结果分析

4.盐酸氯丙嗪的氧化　具体实训结果记录于表4-8。

表4-8　盐酸氯丙嗪的氧化实训结果

实训日期：　　年　　月　　日　　　　　　　室温：　　℃

药物名称	试剂及反应条件（可用图示）	实训现象	结果分析

七、实训体会

实训技能考核评价标准

考核项目		考核得分
实训前准备	1. 实训预习	5
	2. 实训仪器准备、玻璃仪器洗涤	5
	3. 试液配制	10
实训过程	4. 药品、试剂取用准确、规范	10
	5. 按规程操作	20
	6. 观察现象并记录	10
实训后整理	7. 仪器清洗并归位	10
	8. 实训报告、结论	10
	9. 实训总结与体会	10
	10. 卫生整理	10
总分		100

实训十一　药物在输液中的稳定性观察及配伍变化实训

一、实训目的

通过本次实训熟悉一些常见药物与输液配伍或相互配伍时的化学反应，进一步加强安全用药的观念，保证临床用药安全。

二、实训原理

注射给药为临床常用给药途径，约占用药总量的50%，其中又以静脉滴注给药最为常用。临床上经常出现联合注射给药，选择适宜的溶剂、药物合并后的相互作用和配伍禁忌都是临床使用中应注意的。从化学角度看，有的药物相互作用，可出现浑浊、沉淀、变色和活性降低。

人体血液有一定的渗透压，血细胞才能保持一定的形状，如果血液的渗透压太高，血细胞内液外流，细胞变扁，如果渗透压太低，会使细胞吸水而膨胀，到达一定限度，就会破裂造成溶血现象，因此，输液的液体应该与血液的渗透压相当或略高。0.9%NaCl溶液和5%的葡萄糖为等渗液，因此最适合作为药物的溶剂。它们各自的特点如下。

1. 注射用青霉素钠溶液为中性溶液，pH=7，酸性或碱性环境下不稳定的药物，如青霉素类和头孢菌素类，最适合选择这种中性溶液。

2. 葡萄糖的化学结构含有多个羟基，具有弱酸性，葡萄糖液的pH为3.2~5.5，适合作大部分药品的溶剂，但青霉素类、头孢菌素类、氨茶碱以及其他生物碱药物，会被破坏或中和而失效。

3. 葡萄糖氯化钠也是等渗溶液，内含有5%葡萄糖和0.9%的氯化钠，pH为3.5~5.5，也属于偏酸性的液体，因为是复方成分，有热量又有电解质，更适合需要补充电解质的病人使用。

临床中常用的药物大多为强酸弱碱盐或强碱弱酸盐，易发生水解反应产生沉淀而失效。如苯巴比妥钠、青霉素钠、苯妥英钠、磺胺嘧啶钠、盐酸利多卡因注射液等。

有些药物结构中含有易氧化官能团，如盐酸肾上腺素的酚羟基、注射用盐酸四环素吩噻嗪环、维生素C的连烯二醇等，在酸性溶液中稳定。遇到碱性药物或含重金属离子药物时易被氧化变色。

头孢曲松钠与钙剂配伍时易产生沉淀，对人体有毒副作用；四环素与钙剂配伍时生成配位化合物，影响钙剂的吸收。因此，这类药物禁止与钙剂配伍。

三、实训内容

（一）用品

1. 仪器 电子天平、试管、药匙、烧杯、滴管、量杯等。

2. 药品与试剂 注射用青霉素钠、5%葡萄糖注射液、0.9%氯化钠注射液、稀盐酸溶液、盐酸普鲁卡因注射液、盐酸利多卡因注射液、磺胺嘧啶钠、维生素C注射液、稀盐酸、1mol/L盐酸溶液、1mol/L的NaOH溶液、苯巴比妥钠、注射用头孢曲松钠、$CaCl_2$注射液、葡萄糖酸钙注射液、注射用盐酸四环素等。

（二）方法和步骤

1. 注射用青霉素钠

（1）取本品约0.1g，加5%葡萄糖注射液5ml振摇溶解，观察并记录现象。

（2）取本品约0.1g，加0.9%氯化钠注射液5ml振摇溶解，将上述溶液分为2份：一份中加入稀盐酸溶液2ml，摇匀；另一份中加入盐酸普鲁卡因注射液2ml，摇匀；分别于10、20、30、60分钟后观察并记录现象。

2. 盐酸利多卡因注射液

（1）取本品2ml置于一支洁净的试管中，加入5%葡萄糖注射液2ml，摇匀，将上述溶液分成2份：一份中加入1mol/L的HCl溶液1ml，摇匀；另一份中加入磺胺嘧啶钠约0.05g，摇匀；分别于10、20、30、60分钟后观察并记录现象。

（2）取本品2ml置于一支洁净的试管中，加入0.9%氯化钠注射液2ml，摇匀，将上述溶液分成2份：一份中加入1mol/L的HCl溶液1ml，摇匀；另一份中加入磺胺嘧啶钠约0.05g，摇匀；分别于10、20、30、60分钟后观察并记录现象。

3. 维生素C注射液

（1）取本品2ml置于一支洁净的试管中，加入5%葡萄糖注射液2ml，摇匀，观察是否稳定。将上述溶液分成2份：一份中加入1mol/L的NaOH溶液1ml，摇匀；另一份中加入苯巴比妥钠约0.05g，摇匀；分别于10、20、30、60分钟后观察并记录现象。

（2）取本品2ml置于一支洁净的试管中，加入0.9%氯化钠注射液2ml，摇匀，观察是否稳定。将上述溶液分成2份：一份中加入1mol/L的NaOH溶液1ml，摇匀；另一份中加入苯巴比妥钠约0.05g，摇匀；分别于10、20、30、60分钟后观察并记录现象。

4.注射用头孢曲松钠

（1）取本品约0.1g，加5%葡萄糖注射液5ml振摇溶解，观察是否稳定。将上述溶液分成2份：一份中加入$CaCl_2$注射液2ml，振摇；另一份中加入葡萄糖酸钙注射液2ml，振摇；分别于10、20、30、60分钟后观察并记录现象。

（2）取本品约0.1g，加0.9%氯化钠注射液5ml振摇溶解，观察是否稳定。将上述溶液分成2份：一份中加入$CaCl_2$注射液2ml，振摇；另一份中加入葡萄糖酸钙注射液2ml，振摇；分别于10、20、30、60分钟后观察并记录现象。

5.注射用盐酸四环素

（1）取本品0.1g置于一支洁净的试管中，加入5%葡萄糖注射液2ml，振摇溶解，观察是否稳定。将上述溶液分成2份：一份中加入$CaCl_2$注射液2ml，摇匀；另一份中加入葡萄糖酸钙注射液2ml，摇匀；分别于10、20、30、60分钟后观察并记录现象。

（2）取本品0.1g置于一支洁净的试管中，加入0.9%氯化钠注射液2ml，振摇溶解，观察是否稳定。将上述溶液分成2份：一份中加入$CaCl_2$注射液2ml，摇匀；另一份中加入葡萄糖酸钙注射液2ml，摇匀；分别于10、20、30、60分钟后观察并记录现象。

四、实训注意事项

1. 易氧化药物配伍变化实训中，可以通过与原液对照，有助于观察氧化后的颜色变化。

2. 有青霉素过敏史者应注意！

3. 在实训过程中一定要仔细观察每一步实训现象，并通过认真仔细的纵向或横向对比，发现问题、分析问题、解决问题。

五、实训思考

1.头孢菌素类药物有哪些配伍禁忌？试分析其原因？

2.临床输液时维生素C不能与哪些药物一同使用？

六、实训结果

1. 注射用青霉素钠 具体实训结果记录于表4-9。

表4-9 注射用青霉素钠实训结果

实训日期： 年 月 日 室温： ℃

药物名称	试剂及反应条件	实训现象	结果分析

2. 盐酸利多卡因注射液 具体实训结果记录于表4-10。

表4-10 盐酸利多卡因注射液实训结果

实训日期： 年 月 日 室温： ℃

药物名称	试剂及反应条件	实训现象	结果分析

3. 维生素C注射液 具体实训结果记录于表4-11。

表4-11 维生素C注射液实训结果

实训日期： 年 月 日 室温： ℃

药物名称	试剂及反应条件	实训现象	结果分析

4. 注射用头孢曲松钠 具体实训结果记录于表4-12。

表4-12 注射用头孢曲松钠实训结果

实训日期： 年 月 日 室温： ℃

药物名称	试剂及反应条件	实训现象	结果分析

5.注射用盐酸四环素　具体实训结果记录于表4–13。

表4–13　注射用盐酸四环素实训结果

实训日期：　　年　　月　　日　　　　　　　　室温：　　℃

药物名称	试剂及反应条件	实训现象	结果分析

七、实训体会

实训技能考核评价标准

考核项目		考核得分
实训前准备	1. 实训预习	5
	2. 实训仪器准备、玻璃仪器洗涤	5
	3. 试液配制	10
实训过程	4. 药品、试剂取用准确、规范	10
	5. 按规程操作	20
	6. 观察现象并记录	10
实训后整理	7. 仪器清洗并归位	10
	8. 实训报告、结论	10
	9. 实训总结与体会	10
	10. 卫生整理	10
总 分		100

第五章

药物的制备实训

实训十二　阿司匹林的制备实训

一、实训目的

1.掌握阿司匹林的性状、特点和化学性质。

2.掌握酯化反应的原理和实训操作。

3.熟悉重结晶的原理和实训方法。

二、实训原理

阿司匹林为白色结晶或结晶性粉末；无臭或微带醋酸臭；遇湿气即缓缓水解。

阿司匹林在乙醇中易溶，在三氯甲烷或乙醚中溶解，在水或无水乙醚中微溶；在氢氧化钠溶液或碳酸钠溶液中溶解，但同时分解。熔点135~136℃。

临床上为解热镇痛药，用于治疗伤风、感冒、头痛、发烧、神经痛、关节炎及风湿病、类风湿病等。近年来，又证明它具有抑制血小板聚集的作用，其治疗作用又进一步扩大到预防血栓的形成，治疗心血管疾患。

乙酸酐在硫酸催化下形成乙酰正离子，进攻水杨酸上的酚羟基，生成阿司匹林。

$$\text{C}_6\text{H}_4(\text{COOH})(\text{OH}) \xrightarrow[50\sim60℃]{(CH_3CO)_2O,H_2SO_4} \text{C}_6\text{H}_4(\text{COOH})(\text{OCOCH}_3)$$

在反应过程中，阿司匹林会自身缩合，形成聚合物。利用阿司匹林结构中的酸性基团可以和碱反应生成可溶性钠盐的性质，从而与聚合物分离。

在阿司匹林的产品中的另一个主要的副产物是水杨酸，其来源可能是酰化反应不完全的原料，也可能是阿司匹林的水解产物。水杨酸可以在最后的重结晶中加以分离。

三、实训内容

实训室制备阿司匹林。

（一）用品

1. 仪器　电子天平、三颈瓶、电子搅拌机 、搅拌棒、冷凝管、恒温油浴箱、量筒、烧杯、抽滤瓶、布氏漏斗、滤纸、刮刀、锥形瓶、恒温水浴锅、干燥箱、纳氏比色管、减压真空泵、恒温水浴锅等。

2. 药品与试剂　水杨酸、乙酸酐、浓硫酸、无水乙醇、纯化水、冰醋酸、三氯化铁试液等。

（二）方法和步骤

1. 酰化　在250ml三颈瓶中，先加入水杨酸12.0g，待仪器装置安装好后，温度升至50~60℃时，边搅拌边加入乙酸酐17ml，滴加浓硫酸8滴，开始搅拌，使水杨酸溶解后，反应10~20分钟。冷却至室温，待结晶析出后，加纯化水180ml，用玻璃棒轻轻搅拌，继续冷却至大量结晶完全析出。

2. 抽滤　将布氏漏斗安装在吸滤瓶上，先湿润滤纸，再开减压泵将滤纸抽紧，将上述结晶溶液慢慢倾入漏斗，抽滤，得到固体，用约36ml纯化水分3次快速洗涤，压紧抽干得到粗品。

3. 精制　将粗品阿司匹林置于100ml烧杯中，加无水乙醇36ml，于水浴上微热溶解，得到粗品乙醇溶液；同时在250ml锥形瓶中加纯化水100ml，加热至60℃。将粗品乙醇溶液倒入热水中，如有颜色，加少量活性炭脱色，趁热过滤。滤液放置，自然冷却至室温，慢慢析出白色针状结晶，滤过，用50%乙醇5ml洗涤2次，抽干并干燥，即得精品。测定熔点。计算产率。

四、实训注意事项

1. 三颈烧瓶需干燥，不能有水。

2. 三颈烧瓶应先装入水杨酸后再组装仪器，仪器安装完成后，先由老师检查后，才能加乙酸酐。

3. 使用专用量杯量取乙酸酐，用后放回原处，乙酸酐具有强烈刺激性，注意不要黏在皮肤上。

4. 酰化反应完成后取下三颈烧瓶，使其冷却后再加水。

5. 精制的过程中，粗品用乙醇进行溶解，再加热使其溶解澄清。

6. 抽滤前应先检查布氏漏斗是否堵塞，再安放滤纸。

7. 精制的过程中，趁热过滤时，布氏漏斗和抽滤瓶也应该提前预热，以防止阿司匹林溶液遇到冷的布氏漏斗而析出阿司匹林，造成产率降低。

8. 抽滤时，布氏漏斗下嘴尖端朝外。

9. 反应温度的控制对阿司匹林产率影响较大，如果温度太高，水杨酸会自身聚合或氧化，副产物增多（如水杨酰水杨酸、乙酰水杨酰水杨酸、乙酰水杨酸酐等），温度太低，不易发生酯化反应。

10. 乙酸酐用量大大过量，一是有利于酯键形成，二是乙酸酐会挥发，三是作为溶剂。

11. 浓硫酸起到催化剂的作用，可以让酯化反应在较低的温度下发生，否则需在超过100℃以上的温度下反应。

12. 重结晶时，在水浴上加热的时间不宜过长，否则会造成阿司匹林水解，从而影响收率。

五、实训思考

1. 反应过程中为什么加入浓硫酸，其作用有哪些？反应过程中产生副产物有哪些？如何去除？

2. 用什么方法可以鉴别阿司匹林是否变质？

3. 本实训能否用乙酸代替乙酸酐来进行反应？为什么？

六、实训结果

将阿司匹林的制备的实训结果记录于表5-1。

表5-1　阿司匹林的制备实训结果

实训日期：　　年　　月　　日　　　　　　　　室温：　　℃

合成	试剂及反应条件	实训现象	结果分析
酰化			
抽滤			
重结晶			
测熔点			
产率计算			

七、实训体会

实训技能考核评价标准

考核项目		考核得分
实训前准备	1. 实训预习	5
	2. 实训仪器准备、玻璃仪器洗涤	5
	3. 试液配制	10
实训过程	4. 药品、试剂取用准确、规范	10
	5. 按规程操作	20
	6. 观察现象并记录	10
实训后整理	7. 仪器清洗并归位	10
	8. 实训报告、结论	10
	9. 实训总结与体会	10
	10. 卫生整理	10
总 分		100

实训十三　磺胺醋酰钠的制备实训

一、实训目的

1. 掌握磺胺醋酰钠的合成及精制方法。

2. 理解药物合成中反应条件（pH、温度等）的重要性。

3. 掌握如何利用理化性质的差异分离纯化产品。

二、实训原理

对氨基苯磺酰胺（简称磺胺）分子中的磺酰胺氮（N_1）和对位苯环上氨基氮（N_4）均可被乙酰化，当N_1成单钠盐离子型时，反应活性增强，可主要乙酰化于N_1上，故可为氢氧化钠和乙酸酐交替加料，控制pH为12~13，保持N_1为钠盐时，来制取磺胺醋酰钠。

三、实训内容

（一）用品

1. 仪器　水浴锅、烧杯、搅拌装置、温度计、回流冷凝管、250ml三颈瓶、滴管等。

2. 药品与试剂　磺胺醋酰、磺胺、22.5%氢氧化钠溶液、乙酸酐、77%氢氧化钠溶液、浓盐酸、纯化水、活性炭等。

（二）方法和步骤

1. 磺胺醋酰粗品的制备

（1）合成反应　在附有搅拌装置、温度计、回流冷凝管的250ml三颈瓶中，加入磺胺17.2g，搅拌下加22.5%氢氧化钠溶液22ml。继续搅拌，水浴逐渐升温至50~55℃，待物料溶解后加入3.5ml乙酸酐，5分钟后加入77%的氢氧化钠溶液2.5ml，每隔5分钟将剩余的10ml乙酸酐与77%氢氧化钠溶液10ml以每次各2ml交替加入，始终维持反应液以pH12~14为宜。加料期间反应液温度保持50~55℃。加料完毕，继续搅拌反应30分钟，反应结束。

（2）磺胺除去未反应 将反应液倾入250ml烧杯中，加水30 ml稀释，以浓盐酸调pH至7.0放冷，不时搅拌，析出未反应原料磺胺，过滤，滤饼弃去。

（3）粗品与脱色 滤液转移到250ml烧杯中，玻璃棒搅拌下滴加浓盐酸调整pH为4.0~5.0，有固体析出，过滤，将滤饼压紧抽干，称湿品重量，以3倍量10%的盐酸溶解滤饼，放置30分钟。过滤，不溶物弃之。滤液加少量的活性炭室温脱色10分钟，过滤。滤液再以22.5%的氢氧化钠溶液调整pH至5.0，析出磺胺醋酰粗品，过滤，尽量抽干，滤饼为磺胺醋酰的粗品，称湿品重量。

2. 磺胺醋酰的精制 将上述得到的磺胺醋酰粗品以10倍量的水加热，使产品溶解，趁热过滤。滤液放冷，慢慢析出结晶，过滤，抽干，干燥，得磺胺醋酰精品。熔点为179~182℃。

3. 磺胺醋酰钠的制备 将上述所得磺胺醋酰精品移入100ml烧杯中，以少量水浸润后，于水浴上加热至90℃，用滴管滴加22.5%的氢氧化钠至pH7~8恰好溶解，趁热滤过，滤液转移至烧杯中，放冷析出晶体，过滤得晶体，干燥，得磺胺醋酰钠纯品。

四、实训注意事项

1.该实训中使用的NaOH溶液的浓度差别较大，在实训过程中不能错加，否则将导致得不到相应产品，确保反应的最佳pH是本实训成功的关键之一。

2.在加乙酸酐与NaOH溶液时，应交替滴加，每滴加完一种后，反应搅拌3~5 分钟后才能加另一种溶液，加液的速度以每分钟100滴较为合适。

3.磺胺醋酰加入无水乙醇中进行溶解时，在水浴中加热的时间不能太长（以3~5 分钟较为合适），否则将导致产物氧化或水解。在固体溶解时，如果发生溶液浑浊现象，应抽滤，去除残渣。

4.在加40% 的NaOH溶液时，调pH为7~8，当出现溶液变澄清透明时，表明磺胺醋酰已经转化成了磺胺醋酰钠，若出现有少量不溶性物质，可能是没有去除完全的副产品。NaOH溶液不能加得过多，主要因为磺胺醋酰钠在强碱性溶液中或受热的情况下，容易被氧化水解而导致产品的质量和品质下降。

5.在进行产物过滤时，不能用水对固体产品进行洗涤，因为所得产品均为钠盐，容易溶于水而导致产物损失。

6.当pH为7的时候析出的固体不是所需要的产物，当要弃去时，产物是在滤液中，不能弄错，pH在4~5析出的固体才是需要的产物。

五、实训思考

1.磺胺醋酰钠的合成中，为什么乙酸酐和NaOH溶液应交替加入？

2.反应在碱性过强的条件下，产生磺胺较多，磺胺醋酰次之，双乙酰物最少，如果碱性较弱则结果相反，为什么？

3.将磺胺醋酰制备成钠盐时，为何要严格控制22.5%NaOH溶液的用量？

4.在对反应液进行处理时，pH为7时析出的物质是什么？ pH为5时析出的物质是什么？在10%的HCl溶液中不能被溶解的是什么物质？

六、实训结果

请将磺胺醋酰钠的制备及精制的实训结果记录于表5-2中。

表5-2　磺胺醋酰钠的制备及精制的实训结果

实训日期：　　年　　月　　日　　　　　　　　室温：　　℃

合成	试剂及反应条件	实训现象	结果分析
制备			
精制			
钠盐制备			
产率计算			

七、实训体会

实训技能考核评价标准

考核项目		考核得分
实训前准备	1. 实训预习	5
	2. 实训仪器准备、玻璃仪器洗涤	5
	3. 试液配制	10
实训过程	4. 药品、试剂取用准确、规范	10
	5. 按规程操作	20
	6. 观察现象并记录	10

续表

考核项目		考核得分
实训后整理	7. 仪器清洗并归位	10
	8. 实训报告、结论	10
	9. 实训总结与体会	10
	10. 卫生整理	10
总 分		100

实训十四　葡萄糖酸钙的制备实训

一、实训目的

1. 掌握葡萄糖酸钙的制备及精制方法。

2. 理解药物合成的氧化反应中，反应条件（pH、温度等）的重要性。

3. 掌握如何利用离心分离纯化产品。

二、实训原理

葡萄糖是自然界分布最广且最为重要的一种单糖，它是一种多羟基醛，相对分子量为180，白色晶体，易溶于水，味甜，熔点146℃。分子中的醛基有还原性，能与银氨溶液等弱氧化剂反应生成葡萄糖酸。葡萄糖酸的制备方法一般有酶法、电解氧化法、空气催化氧化法和化学试剂氧化法。工业上生产葡萄糖酸的方法，主要是酶法和电解氧化法。

本实训采用的氧化剂是双氧水，用过氧化氢作氧化剂，在无任何催化剂的作用下，把葡萄糖氧化成葡萄糖酸，不需进行葡萄糖酸的精制，然后再用碳酸钙中和生成的葡萄糖酸，结晶后就可得到葡萄糖酸的粗品。

葡萄糖酸钙是一种医药和精细化学品，作为药物，可促进骨骼及牙齿钙化，维持神经和肌肉正常兴奋，降低毛细血管渗透性的营养品。可用于由于血钙降低而引起的手足抽搐症、渗出性水肿、瘙痒性皮肤病等疾病的治疗；作为精细化学品，它可作为食品添加剂、水质稳定剂和水泥助剂。

三、实训内容

（一）用品

1. 仪器　天平、试管、水浴锅、研钵、离心机、微型漏斗、滤纸、表面皿等。

2. 试剂　葡萄糖、去离子水、1%的溴水、葡萄糖酸钙、碳酸钙、乙醇、40%乙醇水溶液。

（二）方法和步骤

1. 称量 称取葡萄糖1.28g（6. 46mmol）加入到小试管中，再加入4ml去离子水使其溶解。

2. 葡萄糖的氧化 将试管置于水浴中加热至50~60℃，摇动下逐滴加入1%的溴水，待溶液褪色后再加入第二滴，直至溶液为微黄色（需1.0~2.0ml），再将试管在约70℃的水浴中保温10分钟。

3. 葡萄糖酸钙的制备 将0.66g（6.6mmol）研细的碳酸钙缓慢加入到上述溶液中，水浴加热，不断摇动至无气泡生成，如果有固体物可加热并热滤法除去。

4. 葡萄糖酸钙的分离、干燥 待溶液冷却后，加入等体积的乙醇，摇动，将试管放入离心机中离心，用滴管小心移去上层清液，用40%乙醇水溶液洗涤沉淀，直至经检查无Br^-为止。最后用4ml 40%乙醇水溶液将沉淀制备成悬浮液，微型漏斗常压过滤，产品用滤纸压干，置于表面皿上，80℃左右干燥，称量约1.2g，产率约80%。该产品约180℃时分解。

四、实训注意事项

1. 葡萄糖氧化成葡萄酸的方法有很多，本实训采用的是溴化法，注意溴水加入的量。
2. 检查无Br^-，才能继续做成悬浮液，否则会影响产率。

五、实训思考

1. 简述临床输液中的葡萄糖酸钙配伍禁忌。
2. 制备葡萄糖酸钙的方法有哪些？

六、实训结果

将葡萄糖酸钙的制备的实训结果记录于表5-3中。

表5-3 葡萄糖酸钙的制备的实训结果

实训日期： 年 月 日 室温： ℃

合成	试剂及反应条件	实训现象	结果分析
合成			
产率计算			

七、实训体会

实训技能考核评价标准

考核项目		考核得分
实训前准备	1. 实训预习	5
	2. 实训仪器准备、玻璃仪器洗涤	5
	3. 试液配制	10
实训过程	4. 药品、试剂取用准确、规范	10
	5. 按规程操作	20
	6. 观察现象并记录	10
实训后整理	7. 仪器清洗并归位	10
	8. 实训报告、结论	10
	9. 实训总结与体会	10
	10. 卫生整理	10
总 分		100

实训十五　对乙酰氨基酚的制备实训

一、实训目的

1. 掌握对乙酰氨基酚的制备及精制方法。

2. 掌握易被氧化产品的重结晶精制方法。

3. 了解对氨基酚的氨基的选择性乙酰化而保留酚羟基的方法。

二、实训原理

用计算量的乙酸酐与对氨基酚在水中反应，可迅速完成N-乙酰化而保留酚羟基。反应式：

$$HO-C_6H_4-NH_2 + (CH_3CO)_2O \longrightarrow HO-C_6H_4-NHCOCH_3 + CH_3COOH$$

副反应：

$$HO-C_6H_4-NH_2 \xrightarrow{[O]} O=C_6H_4-NH_2$$

常用的乙酰化试剂有乙酸、乙酸酐、乙酰氯等。乙酰氯的活性较高但选择性较差，而乙酸与对氨基酚反应生成的水分子抑制了反应的进行程度，所表现出的活性太低，相对而言乙酸酐是一种良好的乙酰化试剂，既有较高的活性，又有良好的选择性。

三、实训内容

（一）用品

1. 仪器　电子天平、电动搅拌、烧杯、玻璃棒、表面皿、温度计、布氏漏斗、抽滤瓶、电热恒温水浴锅、电热套、250ml四口圆底烧瓶、直形或球形冷凝管。

2. 药品与试剂　对氨基酚（C P）、乙酸酐（AR）、亚硫酸氢钠（AR）、纯化水、10%亚硫酸氢钠、活性炭等。

（二）方法和步骤

1. 对乙酰氨基酚粗品的制备 在安装好电动搅拌器、温度计的250ml三颈圆底烧瓶中加入对氨基酚10.6g及水60ml，开启搅拌，水浴加热至80℃，再逐渐滴加乙酸酐12ml（分液漏斗8分钟内滴完），维持此温度并继续搅拌保持30分钟，反应物加水100ml，冰箱冷却至0~10℃，将析出的结晶抽滤，用30ml冷水洗涤两次，抽滤至很少液体滴下，滤饼为对乙酰氨基酚粗品。

2. 对乙酰氨基酚的精制 将对乙酰氨基酚粗品置于250ml三颈烧瓶中，再加入粗品湿品重量3倍的水（50ml）、10%$NaHSO_3$1ml及活性炭1g（视粗品颜色深浅可增减），升温至100℃，继续加热回流10分钟，热滤前加0.5g $NaHSO_3$固体在抽滤瓶中，热滤，滤液冷却至0~10℃。将析出的结晶抽滤，滤饼于80℃干燥2小时（也可以室温下放在培养皿中均匀摊开，自然晾干1周），即得产品。

四、实训注意事项

1. 对乙酰氨基酚制备时，乙酰化反应中加水的目的是进行选择性乙酰化氨基而非羟基，若以乙酸代替乙酸酐，活性较低，反应时间长，则难以控制氧化副反应，产品质量差。

2. 加亚硫酸氢钠可有效防止乙酰氨基酚被空气氧化，但用量不宜太多，否则会影响产品质量（亚硫酸氢钠残留超过药典标准）。

3. 精制热滤时要将漏斗放在70~80℃热水中预热（取出时防止烫伤），铺好滤纸，用热水湿润抽紧后，迅速过滤，如果抽滤温度低，会影响过滤效果，发生堵塞，使收率降低。

4. 精心操作，避免物料转移过程中不必要的物料损失。

五、实训思考

1. 请比较水杨酸与对氨基酚酰化反应的难易，并说明理由。

2. 对乙酰氨基酚的合成是否可用乙酰氯代替乙酸酐，为什么？

3. 简述用乙酸酐做酰化试剂与乙酸做酰化试剂的区别。

六、实训结果

将对乙酰氨基酚的制备实训结果记录于表5-4中。

表5-4　对乙酰氨基酚的制备实训结果

实训日期：　　年　　月　　日　　　　　　　室温：　　℃

合成	试剂及反应条件	实训现象	结果分析
制备			
精制			
产率计算			

七、实训体会

实训技能考核评价标准

考核项目		考核得分
实训前准备	1. 实训预习	5
	2. 实训仪器准备、玻璃仪器洗涤	5
	3. 试液配制	10
实训过程	4. 药品、试剂取用准确、规范	10
	5. 按规程操作	20
	6. 观察现象并记录	10
实训后整理	7. 仪器清洗并归位	10
	8. 实训报告、结论	10
	9. 实训总结与体会	10
	10. 卫生整理	10
总 分		100

实训十六　维生素K_3的制备

一、实训目的

1. 掌握维生素K_3的制备原理与操作方法。

2. 掌握维生素K_3合成反应的氧化与加成特点。

3. 了解亚硫酸氢钠的加成物在药物结构修饰中的作用。

二、实训原理

β－甲基萘因其2位甲基有超共轭效应，致使甲基所在的环的电子云密度很高，只要在温和的条件下，就可以被重铬酸（通常是用三氧化铬的乙酸溶液或用重铬酸盐的稀硫酸溶液代替使用）氧化，从而生成β－甲基萘醌，其双键再与亚硫酸氢钠发生加成反应，最终制得维生素K_3。

三、实训内容

（一）用品

1. 仪器　搅拌器、搅拌棒、250ml三颈瓶、恒温水浴锅、球形冷凝管、滴液漏斗、吸滤瓶、布氏漏斗、100ml锥形瓶。

2. 药品与试剂　β－甲基萘、重铬酸钠、浓硫酸、丙酮、$NaHSO_3$、95%乙醇。

（二）方法和步骤

1. 甲基萘醌的制备　取250ml三颈瓶，装上搅拌器与滴液漏斗，将恒温水浴锅温度调到40℃，向三颈瓶中加入β－甲基萘7.0g，丙酮14.0g，充分搅拌固体溶解，放于38~40℃恒温水浴锅中。同时，将重铬酸钠35g放于52ml水中溶解，再加浓硫酸42ml，充分混合后，将此混合液缓缓滴加入三颈瓶中，滴加完后，放于40℃恒温水浴中继续反应30分钟，然后将水浴温度调至60℃反应45分钟，然后趁热将此反应物倒入大量冷水（约250ml）中，让甲基萘醌晶体充分析出，再进行抽滤，晶析用预冷的蒸馏水洗涤3次，用滤纸压紧，完全抽干。

2. 维生素K_3的制备　取100ml三颈瓶，安装好恒温水浴、搅拌装置与冷凝管，再向反应瓶中加入甲基萘醌的湿品、加亚硫酸氢钠4.3g，加入4ml水溶解，放于水浴锅中，38~40℃下充分搅拌混匀，再向其中加入95%乙醇11ml，继续搅拌20分钟，然后在冰水浴中冷却到10℃以下，致使晶体完全析出，再抽滤，晶体用4~6ml冷乙醇洗涤，抽滤干燥，得到维生素K_3的粗品，称量。

3. 精制　将上一步所得粗品放入100ml锥形瓶中，向其中加入4倍体积的95%乙醇与0.5g亚硫酸氢钠，放入在70℃水浴加热溶解，再加入粗品质量1.5%的活性炭，于68~70℃的水浴锅中进行保温脱色10分钟，然后趁热过滤，所得滤液在冰水中冷却至10℃以下，晶体析出，抽滤，晶体用3~5ml预冷的乙醇进行洗涤，抽滤干燥，最终得到维生素K_3纯品。用熔点测定仪测定其熔点，维生素K_3熔点为105~107℃。

四、实训注意事项

1. 在进行氧化剂混合时，必须将浓硫酸慢慢地加入到重铬酸钠的水溶液中。
2. 在该反应中加入乙醇可以增加甲基萘醌的溶解性，有利于反应进行。

五、实训思考

1. 在本反应中硫酸和重铬酸钠各属于何种类型的氧化剂？
2. 在药物合成反应中常用的氧化剂有哪些？

六、实训结果

将维生素K_3的制备实训结果记录于表5-5中。

表5-5　维生素K_3制备实训结果

实训日期：　　年　　月　　日　　　　　　　　室温：　　℃

合成	试剂及反应条件	实训现象	结果分析
甲萘醌制备			
维生素K_3制备			
精制			
产率计算			

七、实训体会

实训技能考核评价标准

考核项目		考核得分
实训前准备	1. 实训预习	5
	2. 实训仪器准备、玻璃仪器洗涤	5
	3. 试液配制	10
实训过程	4. 药品、试剂取用准确、规范	10
	5. 按规程操作	20
	6. 观察现象并记录	10
实训后整理	7. 仪器清洗并归位	10
	8. 实训报告、结论	10
	9. 实训总结与体会	10
	10. 卫生整理	10
总 分		100

实训十七　苦杏仁酸的制备实训

一、实训目的

掌握采用相转移催化的卡宾反应而制备苦杏仁酸的原理与操作方法。

二、实训原理

苦杏仁酸的化学名是 α－羟基苯乙酸，又叫作苯乙醇酸。纯苯乙醇酸是白色斜方片状晶体，熔点为118~119℃，是有效的尿路杀菌剂，有较好的消毒作用；也是重要的药物合成中间体。

三、实训内容

（一）用品

1.仪器　搅拌装置、滴液漏斗、100 ℃温度计、球形冷凝器、100ml四颈瓶。

2.药品与试剂　苯甲醛、氯化三乙基苄基铵、三氯甲烷、乙醚，50%硫酸、50% NaOH溶液，Na_2SO_4。

（二）方法和步骤

1. 取100ml四颈瓶，装上搅拌器、滴液漏斗、100℃温度计和球形冷凝器，加入5.3g苯甲醛、6.7g氯化三乙基苄基铵和12ml三氯甲烷，边搅拌边慢慢用水浴加热，等温度升至55~65℃时，慢慢滴入50%氢氧化钠溶液12.5ml，应缓慢滴加，保持反应温度在55~65℃之间，继续保持该温度，缓慢搅拌45分钟。

2. 待反应混合物冷却至室温后，即停止搅拌，将反应物溶液倒入200ml水中，用乙醚萃取2 次，每次加入乙醚20ml，除掉没有参加反应的三氯甲烷等有机物，此时水层呈现亮黄色的透明状。水层用50%硫酸进行酸化，并将pH调为1~2，然后用乙醚继续萃取4次，每次加乙醚20ml，再合并4次的萃取液，采用常压蒸馏的方法蒸去乙醚，采用无水硫酸钠进行干燥，得到纯产物。

3. 称量产物，计算产率，用熔点测定仪测定熔点，并用红外光谱进行光谱分析，与标准的苦杏仁酸红外光谱图进行比较，找出苦杏仁酸主要的吸收带。

四、实训注意事项

1.苯甲醛如果放置过久，使用之前应先进行纯化处理，即通过亚硫酸钠与苯甲醛反应生成加成物而沉淀下来，再利用酸或碱进行水解，析出苯甲醛。

2.反应中应严格确保氢氧化钠的滴加速度均匀缓慢与反应的温度。

3.在进行酸化时应确保溶液呈强酸性。

4.通过该方法制备的苯乙醇酸是外消旋体。

五、实训思考

在本反应中是否可以用无水氯化钙代替无水硫酸钠对产物进行干燥？

六、实训结果

将苦杏仁酸的制备实训结果记录于表5-6中。

表5-6　苦杏仁酸的制备实训结果

实训日期：　　年　　月　　日　　　　　　　　室温：　　℃

合成	试剂及反应条件	实训现象	结果分析
制备			
精制			
产率计算			

七、实训体会

实训技能考核评价标准

考核项目		考核得分
实训前准备	1. 实训预习	5
	2. 实训仪器准备、玻璃仪器洗涤	5
	3. 试液配制	10
实训过程	4. 药品、试剂取用准确、规范	10
	5. 按规程操作	20
	6. 观察现象并记录	10

续表

考核项目		考核得分
实训后整理	7. 仪器清洗并归位	10
	8. 实训报告、结论	10
	9. 实训总结与体会	10
	10. 卫生整理	10
总 分		100

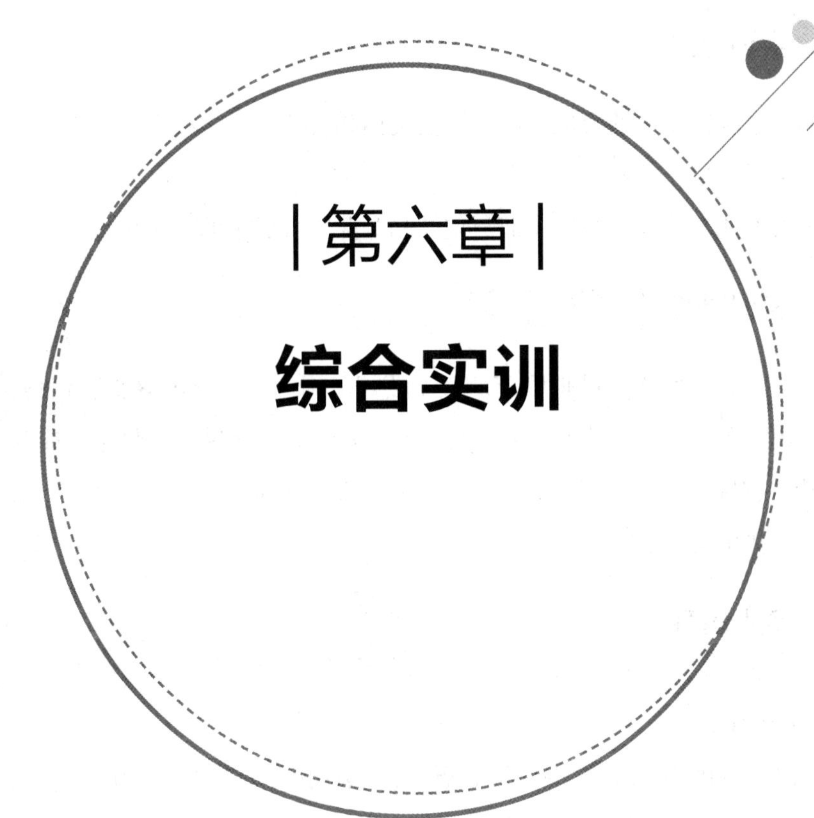

第六章 综合实训

实训十八　巴比妥的制备及结构确证

一、实训目的

1. 通过掌握巴比妥的合成了解巴比妥类药物合成的基本过程。

2. 掌握无水操作技术。

3. 复习回流、蒸馏、减压蒸馏与重结晶等药物合成中的基本操作。

二、实训原理

巴比妥是长时间作用的催眠药。其主要用于因为神经过度兴奋、狂躁与忧郁引起的失眠。巴比妥的化学名为5，5–二乙基巴比妥酸。巴比妥是白色结晶或结晶性粉末，没有臭味，但味道微苦，熔点为189~192℃，难溶于水，易溶于沸水和乙醇，也能溶于乙醚、三氯甲烷和丙酮。

三、实训内容

（一）用品

1. 仪器　回流装置、蒸馏装置、磁力加热搅拌器、250ml三颈瓶、分液漏斗、恒压滴液漏斗、循环水式真空泵、抽滤瓶、蒸馏头。

2. 药品与试剂　无水乙醇、金属钠、邻苯二甲酸二乙酯、无水硫酸铜、丙二酸二乙酯、溴乙烷、乙醚、无水硫酸钠、尿素、浓盐酸。

（二）方法和步骤

1. 绝对乙醇的制备　取250ml圆底烧瓶，装上球形冷凝器，顶端加上装有氯化钙的干燥管，向圆底烧瓶中加入无水乙醇160ml，加入金属钠1g，加4~5粒沸石，在恒温水浴锅加热回流30分钟，然后加入邻苯二甲酸二乙酯3ml，继续回流10分钟。然后将回流装置改成蒸馏装置，去除前馏分，改用干燥的圆底烧瓶做接收器，蒸馏到几乎没有液滴流出时为止，量取产物体积，计算回收率，密封贮存。

检验乙醇中是否还有水分的常用的方法是：取10ml干燥试管1支，加入制得的绝对乙醇1ml，随后加入3~5g无水硫酸铜粉末。如果乙醇中有水分，则无水硫酸铜将变成蓝色硫酸铜。

2.二乙基丙二酸二乙酯的制备　取250ml三颈瓶，装上搅拌器、滴液漏斗与球形冷凝器，顶端加上装有氯化钙的干燥管，加入制备的绝对乙醇37.5ml，分三次加入金属钠1g，等反应变得缓慢时，开始搅拌，采用90℃油浴进行加热，待金属钠消失以后，由滴液漏斗向三颈瓶中加入丙二酸二乙酯9ml，应在10~15分钟内滴加完，然后加热回流15分钟，室温下冷却，当油浴的温度降低到50℃以下时，向瓶中慢慢滴加溴乙烷10ml，须在15分钟左右加完，然后继续回流2~2.5小时。再将回流装置改成蒸馏装置，蒸去乙醇，不要完全蒸干，室温下放冷，药渣用40~45ml的水溶解，药渣转到分液漏斗中，分离酯层，水层用60ml乙醚提取3次，乙醚每次量为20ml，合并酯和乙醚的提取液，然后用20ml的水洗涤一次，将醚液倾入125ml的锥形瓶中，加入无水硫酸钠5g，放置备用。

3.二乙基丙二酸二乙酯的蒸馏　将上一步合成的二乙基丙二酸二乙酯乙醚溶液，过滤，滤液蒸馏蒸去乙醚。将瓶内的剩余溶液，再用装有空气冷凝管的蒸馏装置放于油浴上蒸馏，用50ml锥形瓶接收，将218~222℃的馏分收集，锥形瓶要预先称重，最后称量，计算合成产率，密封贮存备用。

4.巴比妥的制备　取250ml三颈瓶，装上搅拌器、球形冷凝器与100℃温度计，冷凝器的顶端装上带有氯化钙的干燥管，向三颈瓶中加入绝对乙醇25ml，然后分两次加入金属钠1.3g，等反应变得缓慢时，开始进行搅拌，等金属钠消失以后，再加入二乙基丙二酸二乙酯5g，然后加入尿素2.2g，加样完成后，随后水浴加热，使瓶内温度上升至80~82℃，然后停止搅拌，继续保温反应80分钟，在反应正常时，待停止搅拌5~10分钟后，反应液中会有小气泡冒出，并慢慢呈现微沸状态，但有时候比较激烈。等反应完毕后，将回流装置改成蒸馏装置，边搅拌、边加热慢慢蒸去乙醇，至常压下不容易蒸出时，再进行减压蒸馏，除尽乙醇。残渣用40ml蒸馏水溶解，倾入装有9ml 50%稀盐酸的250ml烧杯中，调节pH在3~4，待晶体析出后进行抽滤，得到粗品。

5.精制　将粗品称重后放入150ml的锥形瓶中，用水加热使之溶解，水的用量要根据精品的质量按16ml/g的比例确定，加入活性炭3~5g，在脱色15分钟后，趁热进行抽滤，滤液在室温下冷却到室温，此时有白色结晶析出，晶体析出完全后，然后进行抽滤，滤渣用蒸馏水洗，60℃烘干，用熔点测定仪测定熔点，计算产率。

6.结构确证

（1）采用红外吸收光谱检测法与TLC比较法。

（2）采用核磁共振氢谱法和核磁共振碳谱法。

四、实训注意事项

1.本实训中所有用到的仪器都必须彻底干燥。由于无水乙醇有极强的吸水性，所以在操作与存放时，必须时刻注意水分的进入。

2.在制备绝对乙醇时，所选用的无水乙醇的水分不得超过0.5%，否则后面的反应很难进行。

3.在取用金属钠时需用镊子，先必须用滤纸吸去沾附在上面的油，再用小刀切去附在其表面的氧化层，然后把钠切成小条。切下来的钠屑必须放回原瓶，切不可与滤纸一同放入废物缸中，不得将金属钠与水接触，以防导致燃烧而引发爆炸事故。

4.本反应中加入邻苯二甲酸二乙酯是为了利用它与氢氧化钠进行反应，生成苯甲酸的钠盐，从而避免乙醇和氢氧化钠生成的乙醇钠和水反应，这样制得的乙醇可以达到非常高的纯度。

5.本反应中溴乙烷的用量要根据室温进行适当改变。当室温在30℃左右时，要加28ml溴乙烷，并且滴加溴乙烷的时间要适当延长，如果室温在30℃以下，可按本实训方案加料，即加溴10ml溴乙烷。

6.当室内温度降到50℃时，要慢慢地滴加溴乙烷，防止溴乙烷挥发和生成乙醚的相关副反应的发生。

7.因为用沙浴加热时传热慢，所以铺砂时要薄，也可以采用减压蒸馏的方法降低加热所需温度。

8.本反应中用到的尿素必须在60℃下干燥4小时后才能使用。

9.蒸馏乙醇时不能过快，至少要缓慢蒸馏80分钟以上才能保证反应顺利进行。

10.若在反应中一次性加入乙醇钠，在反应的初始阶段由于乙醇钠的过量存在，将可能导致苯基乙基丙二酸二乙酯发生副反应，将会给产品的提纯带来很多麻烦。

11. 在本反应中温度对反应时间的影响较大，如果温度较低，反应速度将很慢；回流温度应保持在80℃，至少6小时才能反应完全。

五、实训思考

1.巴比妥药物具有哪些共同的化学性质？

2. 配制巴比妥类药物的钠盐或苯妥英钠注射液时，所用蒸馏水为什么需预先煮沸？接触的空气为什么要用氢氧化钠液处理？

六、实训结果

将巴比妥的制备及结构确证结果记录于表6-1中。

表6-1　巴比妥的制备及结构确证结果

实训日期：　　年　　月　　日　　　　　　　　室温：　　℃

合成	试剂及反应条件	实训现象	结果分析
制备			
精制			
产率计算			
结构确证（附谱图）			

七、实训体会

实训技能考核评价标准

考核项目		考核得分
实训前准备	1. 实训预习	5
	2. 实训仪器准备、玻璃仪器洗涤	5
	3. 试液配制	10
实训过程	4. 药品、试剂取用准确、规范	10
	5. 按规程操作	20
	6. 观察现象并记录	10
实训后整理	7. 仪器清洗并归位	10
	8. 实训报告、结论	10
	9. 实训总结与体会	10
	10. 卫生整理	10
总分		100

实训十九　盐酸普鲁卡因的制备及结构确证

一、目的要求

1. 通过局部麻醉药盐酸普鲁卡因的合成，学习酯化、还原等单元反应。

2. 掌握利用水和二甲苯共沸脱水的原理进行羧酸的酯化操作。

3. 掌握水溶性大的盐类用盐析法进行分离及精制的方法。

二、实训原理

盐酸普鲁卡因为局部麻醉药，作用强、毒性低。临床上主要用于浸润、脊椎及传导麻醉。盐酸普鲁卡因化学名为对氨基苯甲酸2-二乙胺基乙酯盐酸盐。

盐酸普鲁卡因为白色细微针状结晶或结晶性粉末，无臭，味微苦而麻。熔点153~157℃。易溶于水，溶于乙醇，微溶于三氯甲烷，几乎不溶于乙醚。

三、实训内容

（一）用品

1. 仪器　温度计、回流冷凝器、分水器、锥形瓶、减压蒸馏烧瓶、水泵减压、500ml三颈瓶、烧杯等。

2. 药品与试剂　对硝基苯甲酸-β-二乙胺基乙醇、对硝基苯甲酸、β-二乙胺基乙醇、二甲苯、3%盐酸、硝基卡因、对氨基苯甲酸-β-二乙胺基乙醇酯、20%氢氧化钠、铁粉、稀盐酸、饱和硫化钠溶液、铁盐、活性炭、盐酸普鲁卡因、蒸馏水、乙醇。

（二）方法和步骤

1. 对硝基苯甲酸-β-二乙胺基乙醇（俗称硝基卡因）的制备　在装有温度计、分水器及回流冷凝器的500ml三颈瓶中，加入对硝基苯甲酸20g、β-二乙胺基乙醇14.7g、二甲苯150ml及止爆剂，油浴加热至回流（注意控制温度，油浴温度约为

180℃，内温约为145℃)，共沸6小时。撤去油浴，稍冷，将反应液倒入250ml锥形瓶中，放置冷却，析出固体。将上清液用倾泻法转移至减压蒸馏烧瓶中，减压蒸除二甲苯，残留物以3%盐酸140ml溶解，并与锥形瓶中的固体合并，过滤，除去未反应的对硝基苯甲酸，滤液（含硝基卡因）备用。

2.对氨基苯甲酸–β–二乙胺基乙醇酯的制备 将上步得到的滤液转移至装有搅拌器、温度计的500ml三颈瓶中，搅拌下用20%氢氧化钠调pH 4.0~4.2。充分搅拌下，于25℃分次加入经活化的铁粉，反应温度自动上升，注意控制温度不超过70℃（必要时可冷却），待铁粉加毕，于40~45℃保温反应2小时。抽滤，滤渣以少量水洗涤两次，滤液以稀盐酸酸化至pH 5。滴加饱和硫化钠溶液调pH 7.8~8.0，沉淀反应液中的铁盐，抽滤，滤渣以少量水洗涤两次，滤液用稀盐酸酸化至pH 6。加少量活性炭，于50~60℃保温反应10分钟，抽滤，滤渣用少量水洗涤一次，将滤液冷却至10℃以下，用20%氢氧化钠碱化至普鲁卡因全部析出（pH 9.5~10.5），过滤，得普鲁卡因，备用。

3.盐酸普鲁卡因的制备

（1）成盐 将普鲁卡因置于烧杯中，慢慢滴加浓盐酸至pH 5.5，加热至60℃，加精制食盐至饱和，升温至60℃，加入适量保险粉，再加热至65~70℃，趁热过滤，滤液冷却结晶，待冷至10℃以下，过滤，即得盐酸普鲁卡因粗品。

（2）精制 将粗品置烧杯中，滴加蒸馏水至维持在70℃时恰好溶解。加入适量的保险粉，于70℃保温反应10分钟，趁热过滤，滤液自然冷却，当有结晶析出时，外用冰浴冷却，使结晶析出完全。过滤，滤饼用少量冷乙醇洗涤两次，干燥，得盐酸普鲁卡因，熔点153~157℃，以对硝基苯甲酸计算总收率。

4.结构确证

（1）采用红外吸收光谱检测法与TLC比较法。

（2）采用核磁共振氢谱法和核磁共振碳谱法。

四、实训注意事项

1.羧酸和醇之间进行的酯化反应是一个可逆反应。反应达到平衡时，生成酯的量比较少（约65.2%），为使平衡向右移动，需向反应体系中不断加入反应原料或不断除去生成物。本反应利用二甲苯和水形成共沸混合物的原理，将生成的水不断除去，从而打破平衡，使酯化反应趋于完全。由于水的存在对反应产生不利的影响，故实训中使用的药品和仪器应事先干燥。

2. 考虑教学实训的需要和可能，将分水反应时间定6小时，若延长反应时间，收率尚可提高。

3. 也可不经放冷，直接蒸去二甲苯，但蒸馏至后期，固体增多，毛细管堵塞操作不方便。回收的二甲苯可以套用。

4. 对硝基苯甲酸应除尽，否则影响产品质量，回收的对硝基苯甲酸经处理后可以套用。

5. 铁粉活化的目的是除去其表面的铁锈，方法是：取铁粉47g，加水100ml，浓盐酸0.7ml，加热至微沸，用水倾泻法洗至近中性，置水中保存待用。

6. 该反应为放热反应，铁粉应分次加入，以免反应过于激烈，加入铁粉后温度自然上升。铁粉加毕，待其温度降至45℃进行保温反应。在反应过程中铁粉参加反应后，生成绿色沉淀$Fe(OH)_2$，接着变成棕色$Fe(OH)_3$，然后转变成棕黑色的Fe_3O_4。因此，在反应过程中应经历绿色、棕色、棕黑色的颜色变化。若不转变为棕黑色，可能反应尚未完全。可补加适量铁粉，继续反应一段时间。

7. 除铁时，因溶液中有过量的硫化钠存在，加酸后可使其形成胶体硫，加活性炭后过滤，便可使其除去。

8. 盐酸普鲁卡因水溶性很大，所用仪器必须干燥，用水量需严格控制，否则影响收率。

9. 严格掌握pH 5.5，以免芳胺基成盐。

10. 保险粉为强还原剂，可防止芳胺基氧化，同时可除去有色杂质，以保证产品色泽洁白，若用量过多，则成品含硫量不合格。

五、实训思考

1. 酯化反应的特点是什么？在合成中应如何控制条件？二甲苯在对硝基苯甲酸的酯化反应中的作用是什么？

2. 说明铁粉还原的反应历程及在电解质存在下采用铁粉还原硝基化合物的重要影响因素。

六、实训结果

将盐酸普鲁卡因的制备及结构确证结果记录于表6-2中。

表6-2　盐酸普鲁卡因的制备及结构确证结果

实训日期：　　年　　月　　日　　　　　　　室温：　　℃

合成	试剂及反应条件	实训现象	结果分析
制备			
精制			
产率计算			
结构确证（附谱图）			

七、实训体会

实训技能考核评价标准

考核项目		考核得分
实训前准备	1. 实训预习	5
	2. 实训仪器准备、玻璃仪器洗涤	5
	3. 试液配制	10
实训过程	4. 药品、试剂取用准确、规范	10
	5. 按规程操作	20
	6. 观察现象并记录	10
实训后整理	7. 仪器清洗并归位	10
	8. 实训报告、结论	10
	9. 实训总结与体会	10
	10. 卫生整理	10
总 分		100

实训二十　诺氟沙星的制备及结构确证

一、实训目的

1. 通过诺氟沙星合成，了解新药研制的基本过程。

2. 通过对诺氟沙星合成相关路线的比较，掌握在工业中选择实际生产工艺的基本要求。

3. 通过诺氟沙星合成操作，进一步理解相关反应的特点、反应的机制、操作要求与反应终点的控制。

4. 掌握诺氟沙星合成中有关中间体质量控制的方法。

二、实训原理

诺氟沙星化学名是：1–乙基–6–氟–1，4–二氢–7–（1–哌嗪基）–3–喹啉羧酸。诺氟沙星是白色至淡黄色的结晶性粉末，几乎没有臭，味道微苦，熔点为216~220℃，在空气中能够吸收水分，遇到光颜色将变深，不溶于水，也难溶于乙醇，容易溶解于冰醋酸或氢氧化钠溶液。

诺氟沙星的制备方法很多，按不同原料与路线可以划分出10多种。近几年来，许多新的工艺在诺氟沙星生产中得到了应用，其中采用硼螯合物的方法收率较高，该方法操作简便、消耗低，并且产物的质量较好。

三、实训内容

（一）用品

1. 仪器　搅拌器、250ml三颈瓶、球形冷凝器、100℃温度计、分液漏斗、油浴锅（硅油）、过滤装置、培养皿、500ml三颈瓶、漏斗、50ml梨形三颈瓶、20cm玻璃管、石棉绳、直形冷凝器、沙浴锅（240℃）、熔点测定装置、滴液漏斗、干燥管、250ml四颈瓶。

2.药品与试剂 邻二氯苯、二甲基亚砜、原甲酸三乙酯、丙二酸二乙酯、醋酐石蜡油、甲苯、丙酮、溴乙烷、DMF、无水碳酸钾、蒸馏水、无水哌嗪、吡啶、乙酸、乙醇、硫酸、硝酸、氟化钾、铁粉、氯化钠、浓盐酸、氯化锌、氢氧化钠。

（二）方法和步骤

1. 3，4-二氯硝基苯的制备 取四颈瓶，装上搅拌器、回流冷凝器、100℃温度计和滴液漏斗，向四颈瓶中先加入硝酸10ml，继而在水浴冷却下，缓缓滴加浓硫酸10ml，严格控制滴加速度，让温度保持在50℃以下，在滴加完成后，换成滴液漏斗，水浴加热保持40~50℃，向四颈瓶内滴加邻二氯苯10ml，40分钟内滴完，然后升温至60℃，反应1.5小时，待静止分层后，量取上层油状液体，将其倾入5倍量的水中，充分搅拌，有晶体析出，放置30分钟，然后过滤，用3~5ml水洗至pH为6~7，在真空下进行干燥，称量产物重量，计算产率。

2. 4-氟-3-氯硝基苯的合成 取四颈瓶，装上搅拌器、回流冷凝器、200℃温度计和装有氯化钙的干燥管，向四颈瓶中加入二氯硝基苯、二甲基亚砜和无水氟化钾，回流加热缓慢升温到194~198℃，然后在此温度下快速搅拌反应1~1.5小时，再在室温下冷却至50℃左右，继续加入75ml水，然后充分搅拌，将反应液倒入分液漏斗中，静止后将会分层，用分液漏斗分出下层油状物。安装好水蒸气蒸馏装置，进行水蒸气蒸馏，即可得淡黄色固体，然后过滤，用4~5ml水洗至中性，进行真空干燥，得到4-氟-3-氯硝基苯。

3. 4-氟-3-氯苯胺的制备 取三颈瓶，安装搅拌器、回流冷凝器、200℃温度计，依次加入铁粉、水、氯化钠和浓盐酸，边搅拌边加热到100℃，活化10分钟，随后降温到85℃，然后进行快速搅拌，加入上一步得到的1/2的4-氟-3-氯硝基苯，然后又将温度升高至95℃，反应10分钟后，再加入剩下的1/2的4-氟-3-氯硝基苯，于95℃下保温反应1.5~2小时。然后装上水蒸气蒸馏装置，进行水蒸气蒸馏，向馏出液中加冰的蒸馏水，让产物固化完全，然后过滤，产品于30℃下干燥，得到4-氟-3-氯苯胺，其熔点应为44~47℃。

4. 乙氧基-次甲基丙二酸二乙酯（EMME）的制备 取四颈瓶，装上搅拌器、200℃温度计、滴液漏斗与蒸馏装置，向四颈瓶中加入原甲酸三乙酯39g，$ZnCl_2$ 0.05g，边搅拌边加热，然后升温至120℃，以蒸出乙醇。随后降温到70℃，然后在70~80℃内再次滴加原甲酸三乙酯10g及10ml乙酸酐，滴加速度均匀，并在0.5小时内滴加完成。随后升温至152~156℃继续保温反应1.5~2.0小时，然后冷却降温到室温。将反应液倒入圆底烧瓶中，恒温水浴真空泵减压回收原甲酸三乙酯。

本反应是缩合反应，$ZnCl_2$是Lewis酸，在本反应中是催化剂；本反应中减压蒸馏的真空度要达到666.6 Pa以上才可以蒸馏出产物，如果真空度太小，蒸馏温度比较高，将导致产率下降；回收原甲酸三乙酯时也可以进行常压蒸馏，但要收集140~150℃的馏分，这样蒸出的原甲酸三乙酯才可以重复使用。

5. 7-氯-6-氟-1，4-二氢-4-氧喹啉-3-羧酸乙酯（环合物）的制备 取三颈瓶，装上搅拌器、回流冷凝器和200℃温度计，依次向三颈瓶中加入4-氟-3-氯-苯胺7.5g和EMME 12g，在快速搅拌下加热至120℃，于120~130℃下保温反应1.5~2小时，静放，冷却至室温，然后将回流装置改成蒸馏装置，向油浴锅中加入石蜡油80ml，加热至260~270℃，有大量的乙醇生成，继续加热30分钟，回收乙醇，随后冷却到60℃以下，过滤，滤饼分别用甲苯和丙酮冲洗至灰白色，60℃干燥，测熔点为297~298℃，并计算收率。

本反应是无水反应，所有用到的仪器均应干燥，严格按无水反应操作进行，否则将会导致EMME分解；环合反应的温度必须要控制在260~270℃，为了避免温度超过270℃，也可以在温度快达到270℃时进行缓慢加热。在反应开始后，反应液变得黏稠，为了避免局部过热，应快速搅拌；该环合反应是典型的Could-Jacobs反应，考虑苯环上的取代基的定位效应与空间效应，3-位氯的对位远比邻位活泼，但也不能忽略邻位的取代。反应条件控制不当，便会反应形成反环物，为了减少反环物的生成，应注意如下三个方面：首先，如果反应温度过低，有利于反环物的生成。因此，反应温度要快速地达到260℃，并且要保持在260~270℃。其次，如加大溶剂的用量可以减少反环物的生成。从节约原料的角度考虑，溶剂和反应物的用量比以3：1较为合适。最后，在用二甲苯或二苯砜作为溶剂时，可以减少反环物的生成，但是价格太贵，本反应中亦可用价格较低的工业柴油代替石蜡油使用。

6. 1-乙基-7-氯-6-氟-1，4-二氢-4-氧喹啉-3-羧酸乙酯（乙基物）的制备 取250ml四颈瓶，装上搅拌器、回流冷凝器、100℃温度计和滴液漏斗，向四颈瓶中加入环合物12.5g、无水碳酸钾15.4g、DMF 62.5g，充分搅拌，继续加热到70℃，保温于70~80℃，于40~60分钟内滴加溴乙烷12.5ml。滴加完成后，缓慢升温至100~110℃，继续保温反应5~6小时，反应完成后，进行减压回收70%~80% 的DMF，随后降温到50℃左右，加入100ml蒸馏水，此时有晶体析出，待晶体完全析出后，过滤，用5~8ml蒸馏水冲洗，40℃干燥，得到粗品，再用60ml乙醇重结晶。

反应中用到的DMF要预先进行干燥，即使是少量的水分对收率也有很大影响，反应中用到的无水碳酸钾也必须炒过；溴乙烷的沸点低，容易挥发，为了避免造成损失，可以将滴液漏斗滴管适当加长，伸入到液面以下，同时也要注意反应装置的密闭性；反应液加水时要注意降至50℃左右，如果温度过高可能导致酯键发生水解，过低会使产物结成块，后处理很困难；酮式与烯醇式环合物在溶液中会有一个平衡点，反应后可以得到少量的乙基化合物，该化合物随着主产物一起进入到后续反应中，导致生成6–氟–1，4–二氢–4–氧代7–（1–哌嗪基）喹啉（简称脱羧物），该产物成为诺氟沙星中的主要杂质。在反应中，不同的乙基化试剂，O–乙基产物生成量也不一样，采用溴乙烷作为乙基化试剂时生成量较低。滤饼洗涤时要将颗粒碾碎，同时要用大量的水进行冲洗，否则将有少量的K_2CO_3残留在产物中；乙醇重结晶的操作：取粗品，加入粗品4倍量的乙醇（ml），加热至沸腾，促进其溶解。稍微冷却后加入4~6g活性炭，随后回流10分钟，趁热进行过滤，滤液冷却至10℃后晶体析出，随后过滤，洗涤晶体，60℃干燥，得精品，测定产物熔点，熔点应为144~145℃。因为母液中还留有部分产品，可以先将溶液浓缩到体积的一半，继续冷却，析出晶体，得到的产品也可以作为下一步的原料。

7. 1–乙基–7–氯–6–氟–1，4–二氢–4–氧喹啉–3–羧酸（水解物）的制备　取三颈瓶，装上搅拌器、冷凝器和100℃温度计，向三颈瓶中加入10g乙基物以及氢氧化钠溶液（5.5g氢氧化钠：蒸馏水75ml），缓慢加热到95~100℃，保温反应10分钟。室温冷却到50℃，随后加入水62.5ml稀释，用浓盐酸调节pH至6，室温下冷却至20℃，随后过滤，加5~8ml水冲洗，40℃干燥，测定其熔点，如果产物熔点低于270℃，则必须进行重结晶，最后计算收率。

由于反应物不能溶解于碱中，而产品可溶解于碱，在反应完成后，反应液变得澄清；在调节pH之前应先粗略计算盐酸的用量，等快到滴定终点时，要将盐酸进行稀释，以防加入的酸过量；重结晶的方法：取粗品，加粗品5倍量（体积）的从上一步回收到的DMF，加热溶解，加入活性炭，再进行加热，过滤，随后除去活性炭，室温下冷却，结晶，然后过滤，蒸馏水洗涤，干燥，最后得精品。

8.诺氟沙星的制备

方法一：取150ml的三颈瓶，装上搅拌器、回流冷凝器和100℃的温度计，加入上一步获得的水解物5g，加入无水哌嗪6.5g，随后加入吡啶32.5g，加热回流反应5~6小时，随后在冰水浴中冷却到10℃，析晶，进行抽滤，60℃干燥，产品称重，测定熔点，产物熔点应为215~218℃。向上述粗品加入50ml水进行溶解，再用冰乙酸调节pH到7，进行抽滤，得到精品，60℃干燥，产品称重，测定熔点，诺氟沙星熔点应为

216~220℃，计算产率与总产率。

本反应是氮烃化反应，应严格注意温度和时间对反应的影响；反应物的6位氟也可以与7位的氯竞争性地参加反应，会有诺氟沙星的副产物生成，最多可以达到25%。

方法二：硼螯合物的制备。取250ml四颈瓶，装上搅拌器、冷凝器、200℃温度计和滴液漏斗，依次加入氯化锌、硼酸各3.3g与少量乙酸酐7ml（乙酸酐总计用量为17ml），边搅拌边加热到79℃，在反应引发以后，马上停止加热，容器内自动升温到120℃。随后滴加完剩余的10ml乙酸酐，在滴加完后回流1小时，在冰水浴中冷却，随后加入乙基物5g，加热回流2.0小时，冷却到室温，加蒸馏水，随后过滤，用少量预先冰冷的乙醇洗涤到灰白色，60℃干燥，测定产物熔点，硼螯合物熔点为275℃。

在装有搅拌器、回流冷凝器、温度计的三颈瓶中，加入螯合物10g、无水氟哌嗪8g、二甲亚砜（DMSO）30g，于110℃反应3小时，冷却至90℃，加入10% NaOH溶液20ml，回流2小时，冷至室温，加50ml水稀释，用乙酸调节pH为7.2，过滤，水洗，得粗品。在250ml烧杯中加入粗品及100ml水，加热溶解后，冷却，用乙酸调节pH为7，析出固体，抽滤，水洗，干燥，得诺氟沙星，测熔点为216~220℃。

四、实训注意事项

1.采用混酸进行硝化，加入硫酸可以有效防止副反应的发生，并且可以增加被硝化物的溶解度。

2.硝化反应必须达到40℃才能发生反应，如果低于这个温度，滴加混酸会导致大量的混酸发生聚集，如果一旦反应发生，聚集的混酸将会使反应的温度急速升高，导致许多副产物的生成，因此滴加混酸时应要调节反应的滴加速度，严格控制反应温度在40~50℃。

3.按照上述方法得到的产物纯度已经足够用于下一步的反应，如果要得到更纯的产品，可以通过水蒸气蒸馏或减压蒸馏的方法。

4. 3，4–二氯硝基苯的熔点是39~41℃，不能用红外灯或烘箱进行干燥。

5. 在氟化反应中是绝对的无水反应，所有用到的仪器和药品必须完全无水，即使有少量水也会导致收率大大下降。

6. 为了确保反应液是无水状态，可以在刚回流时就蒸出少量的二甲亚砜，这样可以将反应液中的少量水分带出来。

7. 在进行水蒸气蒸馏时，只用少量冷凝水进行冷凝，如果用的冷凝水过多会导致4–氟–3–氯硝基苯发生固化，则堵塞冷凝管。

8. 在实训室进行胺的制备时通常是在有盐酸或乙酸存在的情况下，用铁粉还原硝基化合物来制得。这种方法原料来源便宜，操作也较为简便，产率稳定，适合于进行工业化生产。

9. 原料铁粉由于其表面上有一层氧化铁的保护膜，必须经过活化后才能使用，铁粉的粗细通过以60目较为合适。

10. 由于铁粉密度大，如果搅拌速度过慢则不能将铁粉有效搅拌均匀，将可能在烧瓶下部结成块，最终影响产率，因此本反应必须进行剧烈搅拌。

11. 进行水蒸气蒸馏时应控制冷凝水的流速，不能过快，否则会导致4-氟-3-氯苯胺固化而堵塞冷凝管。

12. 4-氟-3-氯苯胺的熔点比较低，为40~43℃，因此必须在低温下进行干燥。

13. 硼酸与乙酸酐的反应是生成硼酸三乙酰酯，当温度达到79℃的临界点时才开始反应，并有大量的热量放出，温度随后急剧上升。反应容器最好采用250ml以上的反应瓶，并缓慢加热，防止冲液。

14. 由于螯合物在乙醇中也有一定的溶解度，为了有效地防止产品的损失，在最后进行洗涤时，可以先用冰水进行洗涤，等温度降下来以后，再用冰乙醇进行洗涤。

五、实训思考

1. 在硼螯合物的制备中，搅拌快慢对该反应有何影响？

2. 在诺氟沙星的制备中，从该反应的特点出发，选择几种可以替代DMSO的溶剂或溶剂系统。

六、实训结果

将诺氟沙星的制备及结构确证的结果记录于表6-3中。

表6-3　诺氟沙星的制备及结构确证结果

实训日期：　　年　　月　　日　　　　　　　室温：　　℃

合成	试剂及反应条件	实训现象	结果分析
产率计算			

七、实训体会

实训技能考核评价标准

考核项目		考核得分
实训前准备	1. 实训预习	5
	2. 实训仪器准备、玻璃仪器洗涤	5
	3. 试液配制	10
实训过程	4. 药品、试剂取用准确、规范	10
	5. 按规程操作	20
	6. 观察现象并记录	10
实训后整理	7. 仪器清洗并归位	10
	8. 实训报告、结论	10
	9. 实训总结与体会	10
	10. 卫生整理	10
总 分		100

实训思考参考答案

实训一

1. 答:（1）严禁试剂入口，如需用鼻鉴别试剂时，应将试剂瓶远离鼻子，用手轻轻煽，严禁以鼻子接近瓶口鉴别。

（2）腐蚀性物质撒落时，应立即全部收拾起来，并将地板或桌子洗净。

（3）操作某些有毒气体或蒸气，必须在通风柜内进行操作处理。

（4）易燃药品不可放在煤气灯、电炉或其他火源的附近。

（5）实训过程中对于易挥发及易燃性有机溶剂以加热排除时，应在水浴锅或密封的电热板上缓慢进行。严禁用明火或电炉直接加热。

（6）蒸馏可燃性物质时，首先应将水冲入冷凝器内，再开加热开关。

（7）身上或手上沾有易燃物时，应立即清洗干净，不得靠近灯火，以防着火。

（8）严禁氧化剂与可燃物一起研磨。

（9）腐蚀类药品，取用时尽可能戴上橡皮手套。

（10）稀释硫酸是必须在烧杯等耐热容器内进行，稀释时是将浓硫酸加到水中，绝对不能将水加注到硫酸中去。

2. 答:（1）防火

1）严格遵守实训操作规程。

2）防止煤气管、阀漏气。

3）操作易燃溶剂时，应远离火源，切勿将易燃溶剂盛放在广口容器内（如烧杯等）。

4）尽量防止或减少易燃物的气体外逸。当处理大量的易燃性液体时，应在通风橱中或在指定的地方进行，且室内应严禁有明火。

5）使用酒精灯时，应用火柴引火，严禁用其他酒精灯的火焰直接引火，以免酒精流出而着火。

6）在蒸馏易挥发及易燃性有机溶剂时，应先打开冷凝水，再开加热开关。应在水浴锅或密封的电热板上缓慢进行。严禁用明火或电炉直接加热。

7）用油浴加热蒸馏或回流时，切勿使冷凝用水溅入热油浴中，以免使油外溅到热源上而起火。

8）点燃的火柴梗或纸片不得乱抛乱掷，应放在小烧杯中。

9）身上或手上沾有易燃物时，应立即清洗干净，以防着火。

10）不得将易燃溶剂倒入废液缸中，大量的溶剂要专门回收，少量的可倒入水槽用水冲走（与水有强烈反应者除外）。

（2）防爆

1）操作易燃易爆的有机溶剂时，应防止其蒸气散发室内，因为空气中混杂的易燃易爆蒸气达到某一极限时，一遇明火即发生爆炸。

2）反应或蒸馏装置安装必须正确，不能形成密闭的加热系统。减压蒸馏时，要用圆底烧瓶作接收器，不可用三角烧瓶。否则会有发生爆炸的危险。

3）使用易燃易爆的气体如乙炔、氢气等时，应保持空气流通，严禁明火，并防止一切火花的产生。

4）使用乙醚时，必须检查有无过氧化物的存在，如发现有过氧化物的存在时，应立即用硫酸亚铁除去过氧化物，才可使用乙醚。同时使用乙醚时应在通风较好的地方或在通风橱内使用。

5）对于易爆炸的有机化合物，如过氧化物、重金属乙炔化物、芳香多硝基化合物等都不能受压或撞击，以免引起爆炸。对于危险的实训物残渣必须小心处理，如重金属乙炔化合物可用浓硝酸或浓盐酸破坏结构，重氮化合物可加水煮沸使之分解等。

6）严禁氧化剂与可燃物一起研磨。

7）切取过金属钠的器械，须先用酒精洗涤，再用水冲洗。严禁将金属钠屑或擦过金属钠的纸直接投入水中，金属钠与水、卤代烷等可猛烈反应发生爆炸。

（3）防中毒

1）对有毒物品应认真操作、妥善保管。实训后的有毒残渣必须及时按要求处理，不许乱放。

2）使用或反应过程中产生氯、溴、氧化氮、卤化氢等有毒气体或液体的实训，应在通风橱内进行，有时也可用气体吸收装置以去除所产生的有毒气体。在使用通风橱时，实训开始后不要把头深入橱内。

3）严禁试剂入口，如需用鼻鉴别试剂时，应将试剂瓶远离鼻子，用手轻轻煽，严禁以鼻子接近瓶口鉴别。

4）有些有毒物质会渗入皮肤，因此接触这些物质时必须戴橡皮手套，操作后立即洗手，切勿让毒物沾及五官或伤口。切不可用手抓取药品，应用药匙。

5）对沾染过有毒物质的仪器和用具，用毕应立即处理，消除其毒性。

（4）防玻璃割伤

1）实训开始前应检查玻璃仪器是否完整无损，实训过程中应注意玻璃仪器须轻拿轻放，以避免玻璃破裂割伤自己或他人。

2）玻璃管（棒）切割后断面应在火上烧熔以消除棱角。

3）将玻璃管（棒）或温度计插入塞中时应先检查塞孔大小是否合适，玻璃是否平光，用布裹住并涂些甘油等润滑剂后旋转插入。握玻璃管（棒）的手应靠近塞子，防止玻璃管（棒）折断而割伤皮肤。

（5）防触电：使用电器设备，应先检查接线是否完好是否漏电，并注意手、衣服等是否干燥，不能用湿手或用手握湿的物体后接触插头，以防触电。电器设备用后随即拔去电源插头，以防发生事故。

（6）事故的处理和急救

1）火灾的处理：实训室如发生火灾，切勿惊慌失措，应积极而有秩序地采取措施进行灭火，以减少事故损失。一般采取如下措施：首先要防止火势扩展。立即关闭煤气灯，熄灭其他火源，拉开室内总电闸，搬开易燃物质。随后应立即采取措施进行灭火：主要用隔绝空气的办法灭火。在大多数情况下，严禁用水灭火。①当有机溶剂或油类物质着火时，若火势小可用湿抹布、石棉布、黄沙等覆盖火源，使其隔绝空气而灭火，决不能用口吹。②当电器着火时，首先切断电源，然后用二氧化碳或四氯化碳灭火器灭火，用四氯化碳灭火时室内人员要避开，以防四氯化碳所产生的光气引起中毒。不能用水或泡沫灭火器灭电火，因为灭火液体导电易导致触电事故。③可燃性金属（如钾、钙、钠、镁、铝、钛等）着火，最有效的东西是砂土，严禁用水、酸碱式灭火器、泡沫灭火器和二氧化碳灭火器。④身上衣服着火时，立即在地上打滚，使之隔绝空气灭火。惊慌乱跑更有利于火苗燃烧。

总之，当失火时，应根据起火的原因和火场周围的情况，采取不同的方法扑灭火焰。

2）试剂触及身体的处理：试剂触及身体引起化学烧伤时应迅速解脱衣服，清除皮肤上的化学药品，并用大量干净的水冲洗，再用消除该种有害药品的特种溶剂或溶液处理。如果是碱灼伤，再用1%硼酸溶液淋洗；如果是酸灼烧，再用1%碳酸氢钠溶液淋洗；如果是溴灼伤，再用酒精擦至无溴液存在为止，然后涂抹烫伤油膏。

假如是眼睛受到化学灼烧，最好的方法是立即用洗涤器的水流洗涤，洗涤时要避免水流直射眼球，且不要揉眼睛。如果是碱灼伤，再用1%硼酸溶液淋洗，如果是酸灼烧，再用1%碳酸氢钠溶液淋洗。

3）中毒的处理：吸入气体中毒者，将中毒者移至室外，解开衣领及钮扣。如吸入少量氯气或溴可用碳酸氢钠溶液漱口，严重者立即送医疗单位医治。

溅入口中尚未咽下者，应立即吐出，再用大量水冲洗口腔。如已吞下，应根据毒物性质给予解毒剂，并立即送医疗单位医治。

4）玻璃割伤的处理：受伤者应仔细观察伤口，取出玻璃碎片，若伤势不重，用消毒棉花和硼酸（或双氧水）洗净伤口，涂上红药水或碘酒包扎，若伤口大则先按紧主血管以防大量出血，急送医疗单位医治。

5）烫伤的处理：不慎烫伤时，不要把受伤处弄湿，如伤势不重，仅较轻烫伤，皮肤发红或起疱，涂抹烫伤药。重伤涂抹烫伤油膏后立即送医疗单位救治。

实训二

1.答：分液漏斗的正确使用方法包括振荡、放气、静置、分液等操作。先把分液漏斗倾斜，上口略朝下，右手捏住漏斗上口颈部并用示指根部压紧顶塞，以免松开。左手捏住活塞，握持活塞的方式既要能防止振荡时活塞转动或脱落，又要便于灵活地旋开活塞。分液漏斗振荡后，漏斗仍保持倾斜状态，放出蒸气或产生的气体，使内外压力平衡；振荡数次后，将分液漏斗在铁圈上静置，使乳浊液分层；待分液漏斗内的液体清晰分层后，分离液层。下层液应经活塞放出，上层液体应从上口倒出。

2.答：蒸馏是提纯液体物质和分离混合物的一种常用方法，同时还可以测定液体有机物的沸点，定性检验液体的纯度。沸点是液体物质重要的物理常数，纯的液体有机化合物在一定的压力下具有一定的沸点。

主要操作要点：

（1）正确安装蒸馏装置：仪器安装顺序为自下而上，从左到右。拆卸仪器与其顺序相反。蒸馏烧瓶、冷凝管、接液管为蒸馏装置的三个主要部分，要分别固定蒸馏烧瓶、冷凝管和接液管。

（2）加沸石作用：防止暴沸。注意加入时间和数量。

（3）温度计位置：温度计水银球上限与蒸馏烧瓶侧管下限应在同一水平线。

（4）通冷凝水方向：下进上出。实训开始时，先通水，后加热。

（5）沸点的温度（沸程）：根据《中国药典》规定，以接液管开始馏出的第5滴算起，至供试品仅剩3~4ml或一定比例的容积馏出时的温度范围。

（6）蒸馏不宜蒸干：如果维持原来加热程度，不再有馏出液蒸出，温度突然下降时，就应停止蒸馏。实训结束时，先停火，后停水。

（7）蒸馏沸点高于140℃的物质：使用空气冷凝管。

（8）测定沸点时必须做到：保持馏出液速度为1~2滴/秒；温度计的位置要正确；

使用磨砂精密温度计；对温度计要进行校正；认真观察，准确读数。

实训三

1.答：2015版《中国药典》规定，溶解度是药品的一种物理性质。各品种项下选用的部分溶剂及其在该溶剂中的溶解性能，可供精制或制备溶液时参考。试验法：除另有规定外，称取研成细粉的供试品或量取液体供试品，于25℃ ±2℃在一定容量的溶剂中，每隔5分钟强力振摇30秒钟；观察30分钟内的溶解情况，如无目视可见的溶质颗粒或液滴时，即视为完全溶解。

2.答：依照待测物质的性质不同，测定法分为下列三种。各品种项下未注明时，均系指第一法。

第一法测定易粉碎的固体药品。包括：①传温液加热法；②电热块空气加热法。

第二法测定不易粉碎的固体药品（如脂肪、脂肪酸、石蜡、羊毛脂等）。

第三法测定凡士林或其他类似物质。

实训四

1.答：旋光仪是用于检测光学活性物质旋光能力大小与方向的实训仪器。光学活性物质能旋转偏振光平面，其平面大小和方向不仅与该物质结构有关，而且与检测时的温度、测定光的波长、溶液浓度和溶液的溶剂、旋光管的长度等有关。通常单色光源选择钠光灯，波长为589 nm，用D表示。规定以每毫升溶液所含溶质的克数作为质量浓度的单位。当旋光仪测定完旋光角度之后，可以用如下计算公式计算其旋光度：α代表旋光仪所测的旋光度；C代表溶液的质量浓度（g/ml）；L代表旋光管的长度（dm）；t代表测定时温度（℃），λ代表测定时所用光波波长（钠光以D表示）。当光活性物质是液体时，则用密度ρ（g/ml）代替C，即假设以100ml溶液含溶质的克数为例，如果糖的水溶液浓度为5g/100ml，在1dm旋光管中测定得到旋光角度为$-4.64°$，则：书写旋光度时，除了注明温度、光波波长之外，在数据后面的括号里，标注其质量百分浓度与配制溶液所用的溶剂。

2.答：（1）接通电源，打开“电源开关”，钠光灯启亮，预热5分钟，再打开光源开关。

（2）打开测量开关，读数显示窗应有数字显示。

（3）仪器调零，将测定试管装入水或其他空白溶剂，放入供试品室，盖上箱盖，待示数稳定后，按清零按钮，读数显示窗示零即可。

（4）将待测供试液注入试管中，按调零时相同的位置和方向将试管放入供试品室，盖好箱盖。仪器读数显示窗将自动显示该供试品的旋光度。

（5）按下“复测按钮”，重复读数则重测一次，如此重复测定3~4次，取平均值作为该供试品的测定结果。

（6）仪器使用完毕，应依次关闭测量、光源、电源开关，拔下电源插头。

注意：使用旋光仪时，要注意光学系统玻片的维护，要保持光洁，有水雾时，用擦镜纸擦拭。测定结束后，测定管及护片玻璃与胶圈应立即洗涤，放干（切不可在烘箱中烘干）。钠光灯使用时间勿过长（一般勿连续超过2小时），在连续使用时不宜经常开关，以免影响钠光灯寿命。

实训五

1.答：镇痛药根据来源不同，目前可分为四大类:一是从植物药中提取的生物碱类，如吗啡等。二是合成镇痛药类，如哌替啶、美沙酮等。三是半合成高效镇痛药，如依托啡等。四是内源性多肽类。

2.答：普鲁卡因在水溶液中不稳定，受外界条件影响易被水解和氧化。它的水解产物为对氨基苯甲酸和二乙氨基乙醇。在一定的条件下对氨基苯甲酸可进一步脱羧生成有毒的苯胺。而普鲁卡因结构中，芳伯氨基的存在是其易氧化变色的原因。影响普鲁卡因稳定性的外界因素有pH、温度、光线、空气中的氧和重金属离子等。

3.答：阿托品分子中含有一分子结晶水，有风化性、遇光易变化，本品具有酯类结构，易水解生成莨菪醇和消旋莨菪酸而失效。在溶液偏碱性时水解反应更为显著。阿托品水溶液在微酸性时比较稳定，pH在3.5~4.0最为稳定。本品应避光、密封保存。

实训六

1.答：阿司匹林不能直接与三氯化铁试液反应，阿司匹林需加热水解，只有生成水杨酸才能与三氯化铁反应，呈紫堇色，因为水杨酸在中性或弱酸性条件下，与三氯化铁试液反应，生成紫堇色配位化合物，反应pH为4~6，在强酸性溶液中配位化合物分解，本反应极为灵敏，只需取稀溶液进行试验。

2.答：重氮化-偶合显色反应适用于具有芳伯氨基或水解后产生芳伯氨基药物的鉴别。

重氮化反应和偶合反应均要在低温和弱酸性条件下进行，在较高温度下重氮化物会分解，甚至爆炸（生成N_2），酸度不够，重氮化物也会分解。偶合反应不能在强酸或强碱性介质中进行，因为在强酸介质中，酚或芳胺都能被质子化而使苯环钝化，因而难以与弱的亲电试剂反应。而在强碱介质中，重氮盐正离子与碱作用，可生成重氮酸或其盐，不起偶合反应。最佳反应条件为pH=8。

（1）反应温度：通常在0~5℃进行，是因为大部分重氮盐在低温下较稳定，在较高温度下易分解。

（2）无机酸的浓度和用量：从反应式可知酸的理论用量为2mol，在反应中无机酸的作用是，首先使芳胺溶解；其次与亚硝酸钠生成亚硝酸；最后生成重氮盐。重氮盐一般是容易分解的，只有在过量的酸液中才比较稳定，所以重氮化时实际上用酸量过量很多，常达3mol，反应完毕时介质应呈强酸性（pH为3），对刚果红试纸呈蓝色。反应时若酸用量不足，生成的重氮盐容易和未反应的芳胺偶合，生成重氮氨基化合物，反应是不可逆的，一旦重氮氨基物生成，即使补加酸液也无法使重氮氨基物转变为重氮盐，而使重氮盐的质量变坏，产率降低。在酸量不足的情况下，重氮盐容易分解，温度越高，分解越快。

（3）亚硝酸钠的用量：重氮化反应进行时自始至终必须保持亚硝酸稍过量，否则也会引起自我偶合反应。重氮化反应速度是由加入亚硝酸钠溶液的速度来控制的，必须保持一定的加料速度，过慢则来不及作用的芳胺会和重氮盐作用生成自我偶合反应。亚硝酸钠溶液常配成30%的浓度使用，因为在这种浓度下即使在-15℃也不会结冰。亚硝酸过量对下一步偶合反应不利，所以过量的亚硝酸常加入尿素或氨基磺酸以消耗过量亚硝酸，亚硝酸过量时，也可以加入少量原料芳伯胺，与过量的亚硝酸作用而除去亚硝酸。

（4）重氮化试剂的配制：在稀盐酸或稀硫酸中进行重氮化时，一般可用质量分数30%~40%的亚硝酸钠水溶液；在浓硫酸中进行重氮化时，通常要将干燥的粉状亚硝酸钠慢慢加入到浓硫酸中配成亚硝酰硫酸溶液。

3. 答：阿司匹林酚羟基被乙酰基取代，需要加热使乙酰基水解为水杨酸方能与三氯化铁反应，扑热息痛本身含有酚羟基。

4. 答：心血管系统药物根据临床反应可分为降压类、降血脂类、抗心绞痛类、抗心律失常类、强心药。

常用的降压药有：① 钙离子拮抗剂（CCB）：主要为二氢吡啶类，代表药物有各种“地平”，如硝苯地平及各种缓释片、控释片，尼群地平、氨氯地平等；②血管紧张素Ⅱ受体拮抗剂（ARB），代表药物为各种“沙坦”，如缬沙坦（代文）、氯沙坦（科索亚）、安博维等；③血管紧张素转换酶抑制剂（ACEI）为各种“普利”，代表药物有卡托普利（开博通）、依那普利（悦宁定）等；④β-受体阻滞剂的代表药物有美托洛尔、比索洛尔（康可）等；⑤利尿剂的代表药物有噻嗪类和螺内酯类及吲哒帕胺等。

目前常用的降血脂药物有如下几类：①苯氧芳酸类，如非诺贝特、吉非罗齐、苯扎贝特等；②三羟甲基戊二酰-辅酶A还原酶抑制剂，如洛伐他丁、辛伐他丁、普伐他丁等；③烟酸类，如甲氧吡嗪；④多不饱和脂肪酸类，包括各种植物种子油，如橡胶种子油、月见草籽、水飞蓟种子油和海鱼油的制剂；⑤泛硫乙胺为辅酶A的衍生物；⑥藻酸双酯钠（PPS），是以海藻为原料的类肝素海洋药物；⑦其他降血脂药物，如银杏类（天保宁）。

实训七

1.答：碱过量即$Cu^{2+}+2OH^{-}=Cu(OH)_2$沉淀，若有颜色的出现，则各种磺胺类药的定性鉴别受到影响。

2.答：多用于鉴别芳伯氨基能产生芳伯氨基结构的药物。影响重氮反应的因素有酸的用量、种类及浓度。从反应速率来说，重氮化反应使用的酸，以氢溴酸或盐酸等最快，硝酸与硫酸次之。

3.答：常用的抗生素有青霉素钠（钾）、硫酸链霉素、硫酸庆大霉素、红霉素、氯霉素等。

（1）青霉素钠（钾）具有钠、钾盐结构，具有火焰反应；青霉素钠（钾）水溶性好，但在酸性条件下不稳定，易发生水解并进行分子内重排生成青霉二酸，该化合物为不溶于水的白色沉淀，但可溶于有机溶剂。

（2）硫酸链霉素在碱性条件下苷键破裂水解成链霉胍和链霉糖。链霉糖在碱性条件下缩合重排为麦芽酚；与三价铁离子形成紫红色配合物。链霉胍可与8-羟基喹啉和次溴酸反应显橙红色。

（3）硫酸庆大霉素与链霉素一样，具有氨基糖苷结构，有羟基胺类和α-氨基酸的性质，可与茚三酮生成蓝紫色缩合物。

（4）红霉素内酯结构中的内酯键和苷键遇酸水解断裂生成有色物。

（5）氯霉素性质稳定，耐热，在中性或微酸性（pH为4.5~7.5）的水溶液中较稳定，但在强酸、强碱条件下仍可水解得到有色物。氯霉素本身为含不解离性氯的化合物，在氢氧化钾醇溶液中加热，氯霉素分子中不解离的氯转化为无机氯化物，使其呈氯离子的鉴别反应。氯霉素分子中的硝基经氯化钙和锌粉还原成羟胺衍生物，在醋酸钠存在下和苯甲酰氯反应生成酰化物，该化合物在弱酸性溶液中和三价铁离子生成紫红色配合物。

4.答：青霉素类抗生素因分子结构中的β-内酰胺环不稳定。在酸性和碱性条件下。会生成一系列降解产物。在碱性条件下还易生成聚合物。青霉素在pH为6~7的环境下稳定，氨苄西林则在pH为6~6.8的条件下稳定，阿莫西林的最适pH为6.2~7.2。

四环素类抗生素在酸性条件下不稳定：C-6羟基和C-5α上的氢正好处于反式构型易发生消除反应，生成无活性橙黄色脱水物。在pH为2~6条件下C-4位二甲氨基很易发生可逆反应的差向异构化。土霉素由于存在C-5羟基与C-4二甲氨基之间形成氢键，C-4位的差向异构化比四环素难。而金霉素由于C-7氯原子的空间排斥作用，使C-4位异构化反应比四环素更容易发生。在碱性条件下不稳定，易生成具有内酯结构的异构体。

实训八

1.答：维生素C又称为抗坏血酸，其在水溶液中易被空气中氧气、硝酸银、三氯化铁、碱性酒石酸铜、碘、碘酸盐及2，6-二氯靛酚所氧化，生成去氢抗坏血酸，去氢抗坏血酸水解生成2，3-二酮洛糖酸，进一步氧化为苏阿糖酸和草酸，去氢抗坏血酸在无氧条件下发生脱水和水解作用；在酸介质中的脱水反应比在碱性介质中快，由于氢离子催化的结果，进而脱羧生成呋喃甲醛，以至聚合显色，这是维生素C在贮存中变色的主要原因。

2.答：抗坏血酸参与机体代谢，增加机体对感染的抵抗力。可帮助酶将胆固醇转化为胆酸而排泄，以降低毛细管的脆性，临床上用于防治坏血酸病和抵抗疾病传染，促进创伤和骨伤愈合以及作辅助治疗，大剂量静脉注射用于克山病的治疗，还可预防冠心病。

3.答：配制时，应使用二氧化碳饱和的注射用水，pH应控制在5~6，并加入络合剂EDTA和焦亚硫酸钠或半胱氨酸等稳定剂，并应通入二氧化碳或氮气等惰性气体置换安瓿液中的空气。

实训九

1. 答：影响药物水解反应的因素有药物自身结构和外界湿度、pH（主要）、温度，某些重金属离子可促进水解。

2. 答：酯类、酰胺类、苷类、盐类。有机药物除了上述几种结构类型易水解外，尚有一些其他易水解的基团。如酰肼、磺酰脲、活泼卤素结构、肟类、腙类、多糖以及多肽等等，均可在一定条件下发生水解反应。

实训十

1.答：氧气的存在是自动氧化的必要条件，氧气的分压对氧化反应的影响也很重要。药物都有其稳定的pH范围，不在此范围时，自动氧化加快。重金属离子对自动氧化都有明显的催化作用，光线的作用亦是如此，温度升高，自动氧化加速。还有一些因素对自动氧化有影响。因此，为了防止药物的自动氧化，应该避免或减少与氧气接触。如药物盛器充满，使残留空气减少，并充填惰性气体，除去残留空气；又如驱除蒸馏水中的溶解氧；也可添加适当的抗氧剂。必须注意调整至最适pH。注意防止引入重金属离子，如有微量重金属离子存在可加入适当络合剂与重金属离子络合，降低其浓度，以消除或减弱重金属离子的催化自动氧化的作用。一般情况下，药物应该在阴凉、低温处保存。对其因素的影响，可针对具体情况采用适当的方法以防止自动氧化反应。

2.答：（1）氧气的浓度：在氧化反应中，含氧气的空气与药物反应生成过氧化合物，导致药物氧化变质，特别是在光线催化下和潮湿空气中，使空气氧化药物的速度进一步加快。某些固体药物裸露放在潮湿的空气中也能被氧气氧化；药液的配制罐上部、安瓿中药液上部残留的空气，药物溶液、注射用水中溶解的氧气，均可将还原性强的药物所氧化。所以，安瓿或其他包装容器全注满药物比半注满药物的氧化程度较低些。

（2）溶液酸、碱性的影响：因为有氢氧根离子和氢离子参加反应使得某些药物能被自动氧化，导致溶液的酸、碱性对反应有促进以及引发作用。影响主要包括两点，第一，影响某些药物的氧化还原电位；第二，促进或引发某些药物氧化的后续反应，促使变成不可逆的氧化过程。如维生素C在酸性液环境中氧化生成去氢抗坏血酸是可逆的，且只能氧化一定程度，但假设在碱性液环境中，不仅降低氧化还原电位，而且去氢抗坏血酸还能被进一步水解，生成2，3–二酮古龙糖酸，最终被氧化生成草酸和L–苏阿糖酸，后面这些反应都是不可逆的，甚至有可能被全部氧化。

（3）温度、受热时间的影响：温度升高促进反应速率增加，这通常为化学反应的一般规律，氧化反应也是如此。温度升高，氧化反应加速约数倍。如肾上腺素溶液在温度升高的过程中，氧化分解会较多，加热时间越长，分解越多。

（4）金属离子的影响：金属离子常对某些药物的自动氧化起催化效果，其中尤以 Pb^{2+}、Mn^{2+}、Cu^{2+}、Fe^{3+} 等的影响较为明显。如左旋多巴在含有金属离子的提取液中不稳定，易氧化，待得到纯品时，较为稳定。

（5）光照的影响：光是可以作用某些药物的自动氧化发生的活化能。不仅能引发药物发生氧化链式反应，还能引发光化降解作用。

（6）其他添加物的影响：在药物中加入比药物还原性更强的物质，还原性强的物质首先被氧化，因而避免药物被空气氧化。这是抗氧剂作用的原理之一。维生素C在二价铜盐催化下的自动氧化中，若加入适量氯离子则可促进反应，但加入过量氯离子，则抑制氧化反应。用硫氰离子或溴离子代替氯离子，则抑制该自动氧化反应。

实训十一

1.答：酸性或碱性药物配伍（如氨基糖苷类、氨基酸、大环内酯类、林可霉素类、维生素C、碳酸氢钠、氨茶碱等）；原因在于前者在酸性或碱性药物溶液中不稳定，因此不可配伍使用，输液时只能用生理盐水溶解药物，不能用葡萄糖注射液溶解。

2.答：胞磷胆碱、氨茶碱、盐酸精氨酸、呋塞米、维生素 K_1、肌苷、肝素钠、胰岛素。

实训十二

1.答：浓硫酸作为催化剂，其作用是催化乙酸酐和水杨酸的反应。反应中产生的副产物有乙酰水杨酰水杨酸酯、水杨酰水杨酸酸酯以及其聚合物。因这类物质的水溶性差，使得乙酰水杨酸形成钠盐，然后过滤去除这些杂质。

2.答：乙酰水杨酸变质的主要原因是乙酰水杨酸分解生成水杨酸，对于含酚羟基的水杨酸，则用三氯化铁溶液来检测，若出现紫色表明已经变质。

3.答：不可以，因酚含有共轭体系，氧原子上的电子云向苯环迁移，使得羟基氧上的电子云密度降低，因而酚羟基亲核能力变弱，进攻乙酸羰基的能力也变弱，所以反应很难发生。

实训十三

1. 答：我们所需的是磺胺与乙酸酐反应生成的主产物，此反应过程为放热反应，少量多次加入易于控制温度；加入NaOH溶液则是为了保持pH，因碱性环境下主产物比副产物多。

2. 答：因碱性过强磺胺双醋酰易水解成磺胺，且易引起磺胺醋酰水解成磺胺，而碱性过弱时，反应过程中易生成较多的N-乙酰磺胺，且磺胺双醋酰分子结构中的N-乙酰基不易水解下来，所以进行该反应必须控制好pH。

3. 答：当磺胺醋酰制备钠盐时，必须要严格控制22.5%的NaOH溶液的用量。由于磺胺醋酰钠易溶于水，制成其钠盐过程中22.5%NaOH溶液的量过多时，会有很大的损失，所以必要情况可加少量丙酮，使磺胺醋酰钠析出。

4. 答：pH为7时析出的物质是未反应的磺胺；pH为5时析出是磺胺醋酰；杂质以及未反应的磺胺在10%的盐酸中不能溶解。

实训十四

1. 答：氧化剂、枸橼酸盐、可溶性碳酸盐、磷酸盐（地塞米松等）及硫酸盐（硫酸镁等）。原因：生成不溶性的钙盐沉淀（葡萄糖酸钙药物说明书），会危及生命。所以两者应分开静脉注射；与洋地黄类合用毒性增加；同时还不能与胞磷胆碱、氨茶碱、甲氧氯普胺、辅酶A、维生素B_6、地塞米松、甲泼尼龙等配伍使用。

2. 答：溴化法、电解法、发酵法、氧化法等。

实训十五

1. 答：氧原子上的酰化反应难易程度取决于醇或酚的亲核能力、位阻及酰化剂的活性。对氨基酚中氨基亲核性强于酚羟基，形成的酰胺键较酯键稳定，对氨基酚的酰化反应较水杨酸强。

2. 答：不能。乙酸酐上的羰基被酯键活化有强的亲电性，可以和氨基形成酰胺键，一定程度上避免了对乙酰苯胺副产物的产生。而乙酰氯虽然活性较高，但是选择性较差。

3. 答：乙酸做酰化试剂：优点是冰乙酸易得，不与被提纯物质发生化学反应，易与结晶分离除去，能形成较好的结晶。缺点是亲电活性没有乙酸酐强，与反应物生成的水分子抑制了反应的进行程度，表现出的活性太低。

乙酸酐做酰化试剂：优点是乙酸酐容易断键，反应较快，乙酸酐能吸水，有利于反应的进行，乙酸酐上的羰基被酯键活化有强亲电性，可以和氨基形成酰胺键，可在一定程度上避免副产物的产生，生成物较纯。缺点是容易水解，气味强，价格贵，反应速率和转化率仍不及乙酰氯，产物有乙酸单体，比起乙酰氯产物氯化氢来说分离提纯相对困难。

实训十六

1.答：重铬酸钠属铬化合物型化学氧化剂。空气和纯氧可以作为氧化反应的氧化剂，空气与纯氧虽然易得、无腐蚀性而且经济便宜，但是它的氧化能力较弱，经常要在高温、加压的条件下进行反应，甚至需要使用催化剂，并且氧化反应的选择性也差。因此通常选用其他如高锰酸钾、重铬酸钾、过氧化物（氢）等化学氧化剂，用于提高氧化反应的选择性。

2.答：可将氧化剂分为通用型氧化剂和专用型氧化剂。氧化多种基团，氧化能力强，但是选择性差的氧化剂叫做通用型氧化剂，只能选择性氧化某些基团，对其他氧化基团不氧化或氧化进行很慢，如二氧化硒、四乙酸铅等为专用型氧化剂。锰化合物：高锰酸钾、MnO_2，在碱性、中性或酸性介质中均能发生氧化作用，应用范围广。铬化合物：铬酐（CrO_3）和重铬酸钠（钾），通常是在各种浓度的硫酸中使用的，具有强氧化性能。过氧化物：氧化剂主要是H_2O_2、有机过氧酸，主要用于双键的环氧化、二羟基化以及把羧基变为酯基。空气催化氧化：有机物一般都能在不同温度下被空气氧化，但通常都很缓慢，产物也很复杂，应用催化剂可以使其反应加速，常用的催化剂有铜、镍、铂、银等金属，铬、钒、锌、铅等的氧化物，以及铁、钴、锰等的盐类。还有四氧化锇（OSO_4）氧化剂、二氧化硒（SeO_2）的氧化剂、高碘酸（HIO_4）和四乙酸铅（$PbAc_4$）氧化剂、Ag_2CO_3/助滤剂的氧化剂、CCl_3CHO/Al_2O_3氧化剂。

实训十七

答：不可以，如果用无水氯化钙作为干燥剂，不适合用于处理有机物，无水氯化钙会和许多有机物形成配合物（醇、胺类及某些醛、酮、酯），但无水硫酸钠无影响，它的缺点是干燥效率较低，是最适合初步干燥时。

实训十八

1.答：呈弱酸性：巴比妥类药物因能形成烯醇型，故均呈弱酸性。

水解性：巴比妥类药物的钠盐水溶液，不够稳定，甚至在吸湿情况下，也能分解成无效的物质。所以本类药物的钠盐注射液，应做成粉针，以临用前配制为宜。

与银盐的反应：这类药物的碳酸钠的碱性溶液与硝酸银溶液作用，先生成可溶性的一银盐，继而生成不溶性的二银盐白色沉淀。根据此性质，可利用银量法测定巴比妥类药物的含量。

与铜吡啶试液的反应：这类药物分子中含有–CONHCONHCO–的结构，能与重金属形成有色或不溶性的络合物，可供鉴别。

2.答：因为蒸馏水和空气中都有二氧化碳。当巴比妥类药物的钠盐或苯妥英钠注射液中溶入二氧化碳时，就会分解成不溶于水的巴比妥类药物和苯妥英，而使溶液变浑浊。所以，配制巴比妥类药物的钠盐或苯妥英钠注射液时，所用蒸馏水需预先煮沸，接触的空气要用氢氧化钠液处理。

实训十九

1. 答：酯化反应羧基上的羟基和醇羟基上的氢结合成水，余下的成酯；酯化反应都不会完全进行到底，且有副产物，水是生成物，把水分移出时破坏了该酯化反应的平衡，所以会生成较多的酯。另外，适当增加醇的用量，促使反应向产物方向进行，从而提高产率。少量未反应的酸及催化剂硫酸可使用饱和碳酸钠溶液除去。少量未反应的乙醇，可使用饱和的氯化钙溶液除去。副产物乙醚，可在蒸馏时除去。少量水可用无水硫酸镁干燥除去。二甲苯在对硝基苯甲酸的酯化反应中的作用：利用二甲苯和水形成共沸混合物的原理，将生成的水不断除去，使酯化反应趋于完全。因为二甲苯沸点高，二甲苯做溶剂主要是为了提高反应温度。

2. 答：铁粉的还原反应是通过电子的转移而实现的，即Fe是电子给体，被还原物的某个原子首先在Fe的表面得到电子生成负离子自由基，后者再从质子给体（例如水）得到质子而生成产物。Fe的给电子能力比较弱，适用于还原容易被还原的基团，是一种选择性还原剂，尤其是苯系硝基衍生物的还原，基本不影响苯环上其他基团（水不稳定性和热不稳定性基团除外）。对于不同的硝基化合物，用铁粉还原的条件亦有所不同。当芳环上有吸电子基时，由于硝基氮原子的亲电性增强，还原性较易，还原温度较低。当有供电子基时，则反应温度要求较高，这可能是硝基氮原子上的电子云密度较高，不易接受电子的原因。还原用的铁粉应选用含硅的铸铁粉，熟铁粉、钢粉及化学纯度的铁粉效果差。用铁粉还原时，常加入少量稀盐酸，使铁粉表面的氧化铁形成亚铁盐而作为催化电解质，亦可加入亚铁盐、氯化铵的电解质使铁粉活化。

实训二十

1. 答：搅拌快慢对反应影响较大，搅拌快慢主要对反应速率、转化率、传质、传热等都有不同程度的影响。可以提高传热的速率，也能加快反应的速率，但是如果热能不能被及时地散发掉，则可能会发生副反应，导致收率降低。有的反应放热较多，如果搅拌不是足够快就可能马上形成一个比较大的热点，对于反应的危害很大，可能会有大量的副产物生成。如果反应放热不是太大，搅拌速率的大小只会影响反应速率，对于反应影响比较小。搅拌也可以增加反应的界面，导致反应介质的接触的几率，反应速率也会加快，反应收率会提高。

2. 答：环丁砜比DMSO更稳定，不会发生分解。环己酮在碱性的条件下有可能自身发生缩合，DMF在碱性条件下，高温时不稳定，容易分解为二甲胺和甲酸盐。因此，环己酮与DMF在酸性或中性环境下可以替代DMSO使用。N-甲基吡咯烷酮是无色透明液体，沸点为202℃，闪点是95℃，能与水混溶，也能溶于乙醚、丙酮和各种有机溶剂，有少许氨味，化学性能比较稳定，对碳钢、铝不具有腐蚀，对铜稍有一定的腐蚀性，黏度较低，化学稳定性与热稳定性都较好，极性较高，挥发性较低，具有能与水及多种有机溶剂无限混溶等优点。N，N-二甲基甲酰胺（DMAC）在165℃替代DMSO进行亲核反应比较好。

附　录

附录一　药物化学常用试液配制

1. **乙酸钠试液**　取乙酸钠结晶13.6g，加水使溶解成100ml。

2. **乙酸铅试液**　取乙酸铅10g，加新沸过的冷水溶解后，滴加乙酸使溶液澄清，再加新沸过的冷水使成100ml。

3. **稀乙酸**　取冰乙酸60ml，加水稀释至1000ml。

4. **重铬酸钾试液**　取重铬酸钾7.5g，加水使溶解成100ml。

5. **碘试液**　可取用碘滴定液（0.05mol/L）。

6. **碘化汞钾试液**　取二氯化汞1.36g，加水60ml使溶解，另取碘化钾5g，加水10ml使溶解，将两液混合，加水稀释至100ml。

7. **碘化铋钾试液**　取次硝酸铋0.85g，加冰乙酸10ml和水40ml溶解后，加碘化钾溶液（4→20）20ml摇匀。

8. **稀碘化铋钾试液**　取次硝酸铋0.85g，加冰乙酸10ml和水40ml溶解后，即得。临用前取5ml，加碘化钾溶液（4→10）5ml，再加冰乙酸20ml，加水稀释后至100ml。

9. **碘化钾试液**　取碘化钾16.5g，加水使溶解成100ml，即得。本液应临用新制。

10. **碘化钾碘试液**　取碘0.5g与碘化钾1.5g，加水25ml使溶解。

11. **二硝基苯肼试液**　取2，4-二硝基苯肼1.5g，加硫酸溶液（1→2）20ml，溶解后加水使成100ml，滤过，即得。

12. **蒽酮试液**　取蒽酮0.7g，加硫酸50ml使溶解，再以硫酸溶液（70→100）稀释至500ml。

13. **硅钨酸试液**　取硅钨酸10g，加水使溶解成100ml。

14. **碱式乙酸铅试液**　取一氧化铅14g，加水10ml，研磨成糊状，用水10ml洗入玻璃瓶中，加含乙酸铅22g的水溶液70ml，用力振摇5分钟后，时时振摇，放置7天，滤过，加新沸过的冷水使成100ml。

15. **碱性三硝基苯酚试液**　取1%三硝基苯酚试液20ml，加5%氢氧化钠溶液10ml，加水稀释至100ml，即得。本品应临用新制。

16. **碱性酒石酸铜试液**

（1）取硫酸铜结晶6.93g，加水使溶解成100ml。

（2）取酒石酸钾钠结晶34.6g与氢氧化钠10g，加水使溶解成100ml，用时将两溶液等量混合即得。

17. 碱性β-萘酚试液 取β-萘酚0.25g，加氢氧化钠溶液10ml使溶解。本品应临用新制。

18. 酸性硫酸铁铵试液 取硫酸铁铵20g与硫酸9.4ml，加水至100ml。

19. 碳酸钠试液 取一水合碳酸钠12.5g或无水碳酸钠10.5g，加水使溶解成100ml。

20. 碳酸氢钠试液 取碳酸氢钠5g，加水使溶解成100ml。

21. 钼硫酸试液 取钼酸铵0.1g，加硫酸10ml使溶解。

22. 钼酸铵试液 取钼酸铵10g，加水使溶解成100ml。

23. 水合氯醛试液 取水合氯醛50g，加水15ml与甘油10ml使溶解。

24. 香草醛试液 取香草醛0.1g，加盐酸10ml使溶解。

25. 茚三酮试液 取茚三酮2g，加乙醇使溶解成100ml。

26. 盐酸羟胺试液 取盐酸羟胺3.5g，加60%乙醇使溶解成100ml。

27. 硝酸亚汞试液 取硝酸亚汞15g，加水90ml与稀硝酸10ml使溶解，即得。本液应置于棕色瓶内，加汞1滴，密封保存。

28. 硝酸汞试液 取黄氧化汞40g，加硝酸32ml与水15ml使溶解，即得。本液应置于玻璃塞瓶内，在暗处保存。

29. 硝酸钡试液 取硝酸钡6.5g，加水使溶解成100ml。

30. 硝酸铈铵试液 取硝酸铈铵25g，加稀硝酸使溶解成100ml。

31. 硝酸银试液 可取用0.1mol/L的硝酸银滴定液。

32. 硫化氢试液 本液为硫化氢的饱和水溶液。本液应置于棕色瓶内，在暗处保存。本液如无明显的硫化氢臭，或与等容的三氯化铁试液混合时不能生成大量的硫沉淀，即不适用。

33. 硫化钠试液 取硫化钠1g，加水使溶解成10ml，即得。本液应临用新制。

34. 硫化氨试液 取氨试液60ml，通硫化氢使饱和后，再加氨试液40ml，即得。本液应置于棕色瓶中，在暗处保存。如发生大量的硫沉淀，即不适用。

35. 硫酸铜铵试液 取硫酸铜试液适量，缓缓滴加氨试液，至初生的沉淀将近完全溶解，静置，倾取上层的清液，即得。本液应临用新制。

36. 硫酸镁试液 取未风化的硫酸镁结晶12g，加水使溶解成100ml。

37. 稀乙醇 取乙醇529ml，加水稀释至1000ml，即得。本液在20℃时含乙醇应为49.5%~50.5%（ml/ml）。

38. 稀硫酸 取硫酸57ml，加水稀释至1000ml即得。本液含硫酸应为9.5%~10.5%。

39. 稀硝酸 取硝酸105ml，加水稀释至1000ml即得。本液含硝酸应为9.5%~10.5%。

40. 溴试液 取溴2~3ml，置于用凡士林涂塞的玻璃瓶中，加水100ml，振摇使成饱和的溶液，即得。本品应置暗处保存。

附录二 生产工艺中避免使用和限制使用的溶剂

附表1 生产中避免使用的溶剂

溶剂	限制浓度（%）	影响
苯	0.0002	致癌
四氯化碳	0.0004	毒性大并影响环境
1，2-二氯乙烷	0.0005	毒性大
1，1-二氯乙烯	0.0008	毒性大
1，1，1-三氯乙烷	0.15	有害环境

附表2 生产中限制使用的溶剂

溶剂	限制浓度（%）	溶剂	限制浓度（%）
乙腈	0.041	甲醇	0.3
氯苯	0.036	2-甲氧基乙醇	0.005
三氯甲烷	0.006	甲基乙基酮	0.005
环己烷	0.388	甲基环己烷	0.118
1，2-二氯乙烯	0.187	N-甲基吡咯烷酮	0.053
二氯甲烷	0.06	硝基甲烷	0.02
1，2-二甲氧基乙烷	0.01	吡啶	0.016
N，N-二甲基乙酰胺	0.109	四氯噻吩	
N，N-二甲基甲酰胺	0.088	四氢化萘	0.01
二氧六环	0.038	四氢呋喃	0.072
2-乙氧基乙醇	0.016	甲苯	0.089
乙二醇	0.062	1，1，2-三氯乙烯	0.008
甲酰胺	0.022	二甲苯	0.217
正己烷	0.029		

附录三　常用有机物物理常数

附表3　常用有机物物理常数

溶剂（中文名）	溶剂（英文名）	熔点（℃）	沸点（℃）	密度（g/ml）
乙酸	Acetic acid	16.6	117.9	1.409
乙酸酐	Acetic anhydride	-73	140	1.06
丙酮	Acetone	-95.35	56.24	0.792
苯	Benzene	5.53	80.2	0.88
乙酰苯胺	N-Phenylacetamide	114.3	305	1.21
苯甲酸	Benzoic Acid	122.5	249.2	1.266
1-丁醇	1-Butanol		118	0.81
四氯化碳	Carbon tetrachloride	-23.0	76.54	1.59
甲苯	Methylbenzene	-95	110.6	0.867
氯仿	Chloroform	-63.5	61.2	1.48
苯胺	Aniline	-6.2	184.4	1.022
乙酸乙酯	Ethyl acetate	-83.6	77.06	0.900
正丁醇	Butyl alcohol	-83.95	117.25	0809
正溴丁烷	1-Bromobutane	-112.4	101.6	1.274
硝基苯	Nitrobenzene	5.7	210.9	1.299
溴苯	Bromobenzene	-30.6	156.2	1.499
氯苯	Chlorobenzene	-45.6	131.8	1.106
环已烷	Cyclohexane	6.5	81	0.78
对甲基异丙苯	P-Cymene	-96.035	177	0.86
二氯六环	Dioxane	11	101	1.08
乙醇	Ethanol	-114.1	78	0.80
乙醚	Ether	-116.3	35	0.71
己烷	Hexane	-95	69	0.66
甲醇	Methanol	-97	65	0.79
二氯甲烷	Methylene dichloride	-97	10	1.32

续表

溶剂(中文名)	溶剂(英文名)	熔点(℃)	沸点(℃)	密度(g/ml)
正戊烷	Pentane	-129.8	36	0.63
石油醚	Petroleum ether	-73	30~60	0.63
1-丙醇	1-Propanol	-127	98	0.80
2-丙醇	2-Propanol	-88.5	82	0.79
吡啶	Pyridine	-41.6	115	0.98
四氢呋喃	Thtrahydrofuran	-106	65	0.99
间二甲苯	m-Xylene	-47.9	139	0.87

附录四　化学键的力常数

附表4　化学键的力常数

键	分子	k（$\times 10^5$ dyn/cm）	键	分子	k（$\times 10^5$ dyn/cm）
H—F	HF	9.7	H—C	CH_2═CH_2	5.1
H—Cl	HCl	4.8	H—C	CH≡CH	5.9
H—Br	HBr	4.1	C—C		4.5~5.6
H—I	HI	3.2	C═C		9.5~9.9
H—O	H_2O	7.8	C≡C		15~17
H—O	游离	7.12	C—O		5.0~5.8
H—S	H_2S	4.3	C═O		12~13
H—N	NH_3	6.5	C—Cl	CH_3Cl	3.4
H—C	CH_3X	4.7~5.0	C≡N		16~18

附录五　红外光谱分析技术简介

分子中的电子一直是处于一种运动的状态之中，并且每一种状态都有一定的能量，也就是说属于一定的能级。电子在某种情况下，由于受到了光、热和电的激发，可以从一个能级跳跃到另一个能级，称之为跃迁。当这些电子吸收到外来的辐射的能量时，就可以从一个能量比较低的能级跃迁到另一个能量比较高的能级。如果样品受到了频率连续变化的红外光的照射时，分子吸收一些频率的辐射，并且由于其振动或转动运动导致偶极矩发生变化，产生分子振动和转动，从而能级由基态跃迁到激发态，导致对应于这些吸收区域的透射光的强度减弱。这时记录红外光的百分透射比和波数或者波长关系的曲线，就可以得到红外光谱。红外吸收光谱是一种分子吸收光谱。红外光谱介于可见光区与微波光区之间，其波长范围是0.75~1000μm，通常根据仪器的相关技术与应用范围的不同，可以将红外光分成为三个区：近红外光区是0.75~2.5μm，中红外光区是2.5~5μm（在4000~400cm^{-1}），远红外光区是25~1000μm。红外光的能量（E=0.05~1.0eV）较紫外光（E=1~20eV）低。通常所用的红外光谱是在这一段的（2.5~15μm，即4000~660cm^{-1}）光谱范围，红外光照射化合物分子时能量不足以引起分子中价电子能级的跃迁，但是能引起化合物分子振动能级和转动能级的跃迁，所在红外吸收光谱又称为分子振动光谱或振转光谱。

1. 红外吸收产生的条件　辐射光子自身具有的能量和发生振动跃迁所需要的能量相等，红外吸收光谱就是分子振动能级跃迁而产生的。由于分子振动能级差为0.05~1.0ev，比转动能级差0.0001~0.05eV要大，所有分子发生振动能级跃迁时，则不可避免地伴随着转动能级的跃迁，因此不能测得纯振动光谱。现以双原子分子振动光谱为例，来说明红外光谱产生的条件，如果把双原子分子（A—B）的两个原子看成是两个小球，另外把连接这两个原子的化学键看作是质量可以忽略的一个弹簧，因此两个原子之间的伸缩振动，可以大致看成是沿键轴方向的间谐振动。由于量子力学可以证明，分子的振动总能量$E=E_0+E_1$，E_0是静止能，包括分子的动能、势能、化学能、电磁能和结合能。当红外辐射照射到物质分子时，红外辐射的光子（L）所具有的能量（E_L）正好等于分子振动能级的能量差（ΔE_V），化合物分子将吸收红外辐射而由基态跃迁至激发态，导致分子振幅增大。所以，只有当红外辐射频率等于振动量子数的差值与分子振动频率的乘积时，分子才能吸收红外辐射，产生红外吸收光谱。分子吸收红外辐射后，由基态振动能级跃迁至第一振动激发态时，所产生的吸收峰称为基频峰。基频峰的位置（L）等于分子的振动频率。在红外吸收光谱上除了基频峰以外，还有振动能级由基态跃迁至第二激发态、第三激发态时，所产生的吸收峰，这称为倍频峰。在倍频峰中，二倍频峰比较强。三倍频峰以上，由于跃迁几率较小，一般都比较弱，常常不能测到。由于分子的非谐振性质，各倍频峰并非正好是基频峰的整数倍，而是略小一些。除此之外，还有合频峰，差频峰等，这些峰都很弱，一般不容易辨认出来。倍频峰、合频峰与差频峰又统称为泛频峰。

2. 双原子分子的振动　最简单的分子是双原子分子。在研究中通常忽略分子的转动，并把双原子分子看作是一个谐振子，双原子分子只有一种振动形式，即伸缩振动。分子中的原子以平衡点作为中心，以与原子核之间的距离相比较而言非常小的振幅进行周期性的振动，可以近似地看作简谐振动。这种分子振动模型，用经典力学的方法可以把两个原子看成质量分别为m_1和m_2的刚体小球，连接两个原子的化学键可以看成没有质量的弹簧（附图1），这个弹簧的长度r就是分子化学键的长度。

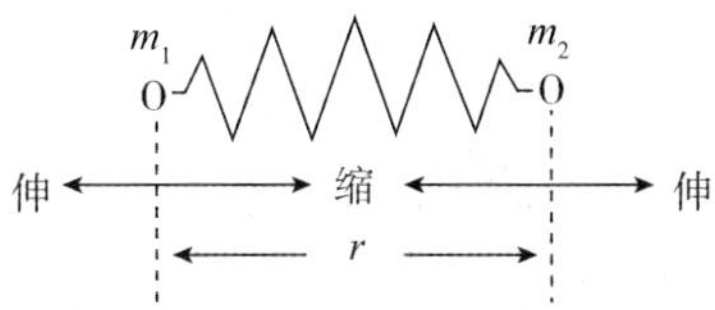

附图1　双原子分子振动示意图

由经典力学可以导出该体系的基本振动频率计算公式（附式1）：

$$v=\frac{1}{2\pi}\sqrt{\frac{k}{\mu}} \quad （附式1）$$

式中，k是化学键的力常数，表示将两原子由平衡位置伸长单位长度时的恢复力，单位是N/cm，单键、双键与三键的力常数分别近似地看作5.1 N/cm和15 N/cm；c代表光速，数值为2.998×10^{10}cm/s，为了折合质量，其单位为g，且见附式2：

$$\mu=\frac{m_1\cdot m_2}{m_1+m_2} \quad （附式2）$$

根据小球的质量和相对原子质量之间的关系，基本振动频率计算公式可写成：

$$\bar{v}=\frac{N_{\mathrm{A}}^{1/2}}{2\pi c}\sqrt{\frac{k}{A_{\mathrm{r}}}}=1302\sqrt{\frac{k}{A_{\mathrm{r}}}} \quad （附式3）$$

A_r是折合成相对原子质量，影响基本振动频率的直接原因是相对原子质量与化学键的力常数。对于具有相同（或相似）质量的原子基团，振动频率 ν 与化学键的力常数k的平方根成正比。化学键越强，振动频率越高（附表5）。

附表5　基团振动频率与化学键力常数的关系

基团	化学键力常数k（N/cm）	振动频率ν（cm^{-1}）
C≡C	12~18	2262~2100
C═C	8~12	1600~1680
C—C	4~6	1000~1300

化学键的力常数k越大，折合成相对原子质量A_r就越小，则该化学键的振动频率就越高，该吸收峰将出现在高波数区；反之，则会出现在低数区。例如C－C、C＝C和C≡C这三种碳碳键的质量相同，其键力常数的顺序是三键＞双键＞单键，所以在红外光谱中，C≡C的吸收峰出现在2222cm^{-1}，而C＝C约在1667cm^{-1}，C－C在1429cm^{-1}。对于有相同化学键的基团，波数与相对原子质量的平方根成反比，原子（或基团）的折合质量越小，振动频率越大。例如C－C、C－O和C－N键的力常数相近，但是相对折合质量是不相同的，其大小顺序为C－C＜C－N＜C－O，因此这三种键的基频振动峰分别出现是在1430cm^{-1}、1330cm^{-1}、1280cm^{-1}的附近（附表6）。

附表6　基团振动频率与原子折合质量的关系

基团	折合质量（μ）	振动频率ν（cm^{-1}）
C—H	0.9	2800~3100
C—C	6.0	约1000
C—Cl	7.3	约625
C—I	8.9	约500

通常采用经典的方法来处理分子的振动是宏观的处理方法，或是近似的处理的方法，但是一个真实的分子的振动能量的变化却是量子化；另外，在分子中的基团与基团之间，基团中的化学键之间都会有相互影响，除了化学键两边的原子质量、化学键的力常数影响基本的振动频率以外，还与内部因素如借光因素和外部因素如化学环境有一定的关系。

3. 多原子分子的振动　多原子分子中由于原子的数目较多，组成分子的键或基团与空间结构不相同，其振动光谱比双原子分子相对要复杂一些，但是还是可以把它们的振动分解为许多简单的基本振动，叫做简正振动。

简正振动的振动状态是指分子的质心保持不变，整体也不转动，每个原子都是在其平衡位置附近做简谐振动，它们振动的频率与相位都相同，也就是每个原子都是在同一瞬间通过其平衡位置，而且也是同一时间达到其最大位移值。在分子中任何一个复杂的振动都可以看成是这些简正振动的线性组合。

简正振动一般可以分为两类：伸缩振动与变形振动。

（1）伸缩振动　原子沿着键轴的方向伸缩，其键长发生变化而键角不变化的振动叫作伸缩振动，用符号 ν 表示。它又可以分为对称伸缩振动（s）和不对称伸缩振动（as）。对同一基团的不对称伸缩振动的频率要稍微高于对称伸缩振动的频率（附表

7）。

附表7 多原子分子的振动中基团的各种振动类型与符号

伸缩振动	面外弯曲振动	变形振动	面内弯曲振动	扭绞振动
ν	γ	δ	β	t
扭转振动	面外摇摆振动	对称振动	不对称振动	面内摇摆振动
τ	ω	s	as	r

（2）变形振动（又称弯曲振动或变角振动） 基团的键角发生周期性的变化但键长不发生改变的振动叫做变形振动，用符号 δ 表示。变形振动又分为面内变形和面外变形振动。面内变形振动又分为扭绞振动和面内摇摆振动。面外变形振动又分为面外摇摆和扭转振动。

4. 基团频率和特征吸收峰 物质的红外光谱是其分子结构的特征性表现，谱图中的吸收峰与分子中各基团的振动形式紧密对应。多原子分子的红外光谱与其结构的关系是通过实训手段而获得，即通过对大量的已知化合物的红外光谱进行分析，从中总结出各种基团的红外光谱吸收规律。研究结果表明，组成分子的各种基团，如O－H、N－H、C－H、C＝C、C＝O和C≡C等，都有其特定的红外吸收光谱区，而分子的其他部分对红外光谱吸收位置影响较小。通常把这种能代表基团的存在，并有较高强度的吸收谱带称为基团频率，吸收谱带所在的位置又叫作特征吸收峰。

5. 基团频率区和指纹区

（1）基团频率区 红外光谱区可分成4000~1300（1800）cm^{-1}与1800（1300）~600cm^{-1}两个区域，其中最有分析价值的基团频率区在4000~1300cm^{-1}之间，这一区域叫作基团频率区、官能团区或者特征区。这一区内的峰是由伸缩振动产生的吸收带，条带较为稀疏，比较容易辨认，因此通常被用于进行官能团鉴定。

在1800（1300）~600cm^{-1}区域内，除了单键的伸缩振动外，还有因为其他的变形振动而产生的谱带，这种类型的振动与整个分子的结构紧密相关。当分子结构稍有不同时，这一区域的吸收就有较细微的变化，因此显示出分子的特征。这种就像人类的指纹一样，彼此之间各不相同，所以叫作指纹区，指纹区对于指认结构较为类似的化合物有较大的帮助，通常可以作为化合物中有某种基团的旁证。基团频率区主要分为三个区域。

1）4000~2500cm^{-1}，即X－H伸缩振动区，X代表O、N、C和S等原子。O－H基团的伸缩振动主要出现在3650~3200cm^{-1}范围区，它可以作为断定有无醇羟基、酚羟基与有机酸类的重要的依据。

当醇和酚溶于非极性溶剂（如CCl_4），浓度于0.01mol/L时，在3650~3580cm^{-1}处会出现游离的O–H基的伸缩振动吸收，峰形较为尖锐，且没有其他吸收峰的干扰，容易被识别。当样品浓度增加时，羟基化合物将出现缔合现象，O—H基团的伸缩振动将导致吸收峰向低波数的方向发生位移，在3400~3200cm^{-1}出现一个相对较宽而强的吸收峰。

胺和酰胺的N—H伸缩振动通常出现在3500~3100cm^{-1}，所以，可能会对O—H的伸缩振动产生一定的干扰。C—H的伸缩振动可以分为饱和与不饱和两种。饱和的C—H伸缩振动出现在3000cm^{-1}以下，约3000~2800cm^{-1}，取代基对C–H伸缩振动影响很小，如—CH_3这一原子团的伸缩吸收出现在2960cm^{-1}和2876cm^{-1}附近；R_2CH_2这一原子团的吸收出现在2930cm^{-1}和2850cm^{-1}附近；R_3CH这一原子团的吸收出现在2890cm^{-1}附近，但强度比较弱。不饱和的C—H伸缩振动通常出现在3000cm^{-1}以上，通常依此来判断化合物中是否含有不饱和的C—H键，苯环的C—H键伸缩振动出现在3030cm^{-1}附近，它的特征是强度比饱和的C—H键微弱一点，但谱带比较尖锐。不饱和的双键C＝H的吸收峰出现在3010~3040cm^{-1}，而末端的＝CH_2的吸收峰出现在3085cm^{-1}附近。三键≡CH上的C–H伸缩振动通常出现在更高的区域，通常在3300cm^{-1}附近。

2）2500~1900为三键和累积双键区。主要包括—C≡C与—C≡N等三键的伸缩振动，以及—C＝C＝C、—C＝C＝O等累积双键的不对称性伸缩振动。对于炔烃类化合物，可以分成R—C≡CH和R—C≡C—R两种类型。

R—C≡CH的伸缩振动出现在2100~2140cm^{-1}附近；R′—C≡C—R出现在2190~2260cm^{-1}附近；R—C≡C—R分子是对称分子，为非红外活性。

—C≡N的伸缩振动当处于非共轭情况下时主要出现在2240~2260cm^{-1}附近。—C≡N当与不饱和键或芳香环共轭时，其吸收峰位移到2220~2230cm^{-1}附近。如分子中含有C、H、N，—C≡N吸收比较强，而峰表现尖锐。如果分子中含有O，并且O离—C≡N越近，—C≡N的吸收越弱，甚至很难观察到。

3）1900~1200cm^{-1}为双键伸缩振动区。该区域主要包括三种伸缩振动：① C＝O的伸缩振动主要出现在1900~1650cm^{-1}，这是在红外光谱中特征性的吸收并且往往也是吸收最强的，通常根据这点判断酮类、醛类、酸类、酯类以及酸酐类有机化合物。酸酐的羰基吸收带通常由于振动耦合而呈现双峰。②C＝C的伸缩振动。烯烃的C＝C伸缩振动出现在1680~1620cm^{-1}，一般都很弱。单芳烃的C＝C的伸缩振动出现在

1600cm^{-1}和1500cm^{-1}附近，因此有两个峰，这是芳环的骨架结构，通常用于确认有无芳环的存在。③苯的衍生物的泛频谱带出现在2000~1650cm^{-1}，是C—H面外和C=C面内变形振动的泛频吸收，这部分谱带的强度很弱，但是吸收峰的峰形在表征芳核取代上有特定的意义。

（2）指纹区

1）1800（1300）~900cm^{-1}区域是C—O、C—N、C—F、C—P、C—S、P—O、Si—O等单键的伸缩振动和C=S、S=O、P=O等双键的伸缩振动吸收区域。其中1375cm^{-1}的谱带为甲基的C—H对称弯曲振动区，对判定甲基有重要的作用，C—O的伸缩振动在1300~1000cm^{-1}区，也是这个区域最强的峰，比较容易识别。

2）900~650cm^{-1}区域的部分吸收峰可以用来确定化合物的顺反构型。

另外，利用苯环的C—H键的面外变形振动吸收峰和2000~1667cm^{-1}区域的苯的倍频或组合频吸收峰共同配合可以确定苯环的取代类型。

药物化学中化合物结构确证的物理方法主要是四大波谱法：核磁共振（NMR）、红外光谱（IR）、质谱（MS）和紫外光谱（UV）。通过物理方法进行结构测定，有其独特的优点：①与化学方法相比所用试样较少；②测试时间较短、结果相对精确。四大波谱进行结构确证时NMR、IR与UV的原理相同，都是依靠电磁波或光波照射化合物分子，引发分子产生各种不同的运动，这种运动当和照射的光波的频率或能量相等时，将会产生共振，就会在仪器上出现特定的信号，从而得到相应的谱图。如果用电磁波照射分子，给出的信号叫作核磁共振。如果用红外光照射分子，给出的信号叫作红外光谱。如果用紫外光照射分子，给出的信号叫作紫外光谱，这三个光谱都叫作吸收光谱。质谱（MS）的原理与前面三个稍有不同，MS的原理是采用高能电子束轰击分子，得到不同的碎片，通过对碎片进行分析，得到许多与结构相关的信息，最后推导出化合物的结构。

6.红外光谱法制样方法

（1）红外光谱法对试样的要求　红外光谱的测试样品可以是液体、固体，也可以是气体，一般要满足如下要求。

1）样品要是单一组分的比较纯的物质，纯度应在98%以上或符合商业规格，这样才便于与纯物质的标准红外光谱图进行比较。对于多组分试样要在测定前尽量预先采用分馏、萃取、重结晶或色谱法进行分离与提纯，否则将有可能因各组分光谱的相互重叠导致结构难以解析。

2）样品中不能含有游离的水分子。水本身就有红外吸收，它会严重干扰样品的吸收光谱，而且也会侵蚀吸收池的盐窗。

3）样品的浓度和测试厚度要合适，以使光谱图中的大多数吸收峰的透射比位于10%~80%比较合适。

（2）制样的方法

1）气体样品　气态样品可直接在玻璃气槽内进行相关的测定，玻璃气槽的两端附有红外透光的NaCl或KBr窗片。应先将气槽抽真空，再将样品注射进去。

2）液体和溶液试样　①液体池法：对于沸点比较低，挥发性比较大的样品，可采用注入封闭液体池内的方法，液层的厚度通常以0.01~1mm为合适。②液膜法：对于沸点较高的样品，可以直接将样品滴在两片盐片之间，以形成液膜，进行检测。对于吸收较强的液体，如用调整厚度的方法仍得不到较满意的谱图，这时可以采用合适的溶剂配成稀溶液然后再进行测定。部分固体化合物也可以采用溶液的形式进行测定。选择作为红外光谱的溶剂要求在样品所测光谱区内溶剂本身没有强烈的吸收，并且不会侵蚀盐窗，且对样品也没有较强的溶剂化效应。

3）固体样品　①压片法：将1~2mg的样品与200mg纯的KBr研磨均匀，放于模具中，用107Pa压力在油压机上将样品混合物压成透明的薄片，随后可以用于测定。样品与KBr都要经过干燥处理，充分研磨至粒度小于2μm，以防止散射光的影响。②石蜡糊法：首先将干燥处理好的样品研细，然后与液体石蜡或全氟代烃混合均匀，充分搅拌调成糊状，夹在盐片中测定。③薄膜法：这种方法主要用于进行高分子化合物的测定。可以将它们直接进行加热熔融后，将样品涂制或压制成膜。也可以将样品溶解于低沸点的容易挥发溶剂中，然后涂抹在盐片上，等溶剂挥发完全，样品成膜后进行测定。

在检测时，如果当样品量特别少或者样品面积特别小时，采用光束聚光器的方法，并配上微量液体池、微量固体池和微量气体池，采用全反射系统或者用带有卤化碱透镜的反射系统进行样品的红外检测。

7.红外光谱法的应用　红外光谱法已经被广泛地应用于药物的定性鉴定和结构分析。

（1）分子结构基础研究　根据化合物红外光谱测定分子的键长、键角，以此来推断出化合物分子的立体构型；根据红外光谱分析所得的力常数可以推断化学键的强弱，也可由简正频率来计算热力学函数等。

（2）定性分析

1）已知物的鉴定　将样品的红外谱图与标准的红外谱图进行比较，或者与文献中的谱图进行比较分析，如果两张谱图各自吸收峰的位置与形状完全一致，峰的相对强度也一样，就可以认为这种样品与标准物一致。如果这两张谱图不一样，或是峰位不一致，则表明两者不是同一化合物，或者样品中有其他杂质。如果是用计算机谱图进行检索，可以采用相似度来进行判别。当使用文献中的谱图时，要注意样品的物态、溶剂与测定条件以及所用仪器型号是否均与标准谱图一致。在没有标样时，可以查找标准图谱或从其他文献查找。

2）未知物结构的测定　可以根据红外光谱中吸收峰的位置与形状进行未知物的结构推断。测定未知物的结构，是采用红外光谱法进行定性分析的一个主要用途。首先要了解样品的来源，求其MWT、FM与Ω值，以及官能团区、分子类型，并配合指纹区进行确认。在定性分析过程中，除了获得清晰可靠的图谱外，最重要的是要对谱图进行准确的解析。谱图的解析就是根据实训测到的红外光谱图的吸收峰位置、强度与形状，通过基团振动频率与分子结构的关系，确定吸收带的归属，确认分子中所含的基团或化学键，最终推定分子的结构。简单地讲，就是根据红外光谱所提供的相关信息，准确地把化合物的结构翻译出来，但是通常还要结合其他的实训数据或相关资料，如相对分子质量、物理常数、紫外光谱、核磁共振波谱以及质谱等数据才能准确判断未知化物的结构。在确定未知物的不饱和度后，由元素分析的结果可得出化合物的经验式，再由相对分子质量可以求出其化学式。

不饱和度是表示化合物分子中碳原子的不饱和程度。计算不饱和度的经验公式为：$\Omega=1+n_4+(n_3-n_1)/2$，式中n_4、n_3、n_1分别表示分子中所含有的四价、三价和一价元素原子的数目。二价原子如S、O等不参加计算。当计算得到$\Omega=0$时，表示分子是饱和的，可能是链状烃及其不含双键的衍生物；当$\Omega=1$时，可能有一个双键或脂环；当$\Omega=2$时，可能有两个双键和脂环，也可能有一个三键；当$\Omega=4$时，可能有一个苯环等。

图谱的解析要靠长期的实践经验的积累，至今还没有特定的方法。一般程序是先分析官能团区，根据官能团的初步分析排除一部分结构的可能性，肯定部分可能存在的结构，并初步推测出化合物的类别；然后是分析指纹区；先强峰后弱峰；先否定后肯定。首先在官能团区（4000~1300cm^{-1}）搜寻官能团的特征性伸缩振动，再根据指纹区的吸收情况进一步确认相关基团的存在及其与其他基团的结合方式，如果是芳香族化合物，应确定苯环取代位置。最后结合样品的其他分析资料，综合判断分析结果，得出最可能的结构式，然后以已知样品或标准图谱为对照，核对结果的准确性。如果样品是一类新化合物，则必须要结合紫外、质谱与核磁等相关数据，才能最后确定结构的准确性。

3）红外光谱图用于否定结构的特点　在利用红外光谱图进行结构推断时，根据红外光谱图否定结构很对的，但是对于不确定的结构不一定很准确。因为出现某种吸收，但是不是这种官能团是不能确定的，如果没有某种吸收，就能肯定没有这种官能团，所以它对否定结构是准确的，但是它在进行判断和肯定结构时，只对某些基团有肯定性，如羰基，羰基的吸收峰在红外光谱图中是非常明显的。

（3）定量分析　根照化合物特征吸收峰的强度来进行混合物中各组分的含量测定。红外光谱定量分析是根据对特征吸收谱带的强度的测量来得出组分含量，这个理论依据是朗伯-比耳定律。但由于红外光谱的谱带较多，选择的余地较大，因此能方便地对单一组分和多组分进行定量分析。但是，该法不受样品状态的限制，能定量测定气体、液体与固体样品。红外光谱定量分析的应用较为广泛，但是红外光谱法进行定量分析时灵敏度较低，还不适合用于进行微量组分的测定。

附录六　质谱分析技术简介

质谱法（mass spectrometry，MS）常简称为质谱，也叫质谱分析法，就是将分子电离成离子或碎片离子，并按质荷比（m/z）的不同而进行分离测定，常用于化合物定性与定量分析的一种方法。从20世纪60年代开始，质谱就已经被广泛地应用于药物化学的分子结构确定中。

质谱与其他光谱分析法相比具有如下三个方面的优势特点：一是灵敏度极高，远超过其他波谱方法；二是样品用量极少，通常只要几微克甚至更少就可得出一张较好的质谱图；三是检出极限低，检出极限可达10^{-14}g；四是质谱是唯一可以确证化学式的物理学方法。质谱在测定有机化合物结构上用途非常广泛。确定化合物化学式需要高分辨的质谱仪，一般低分辨质谱仪只能够确定化合物的分子量。质谱分析法速度快，几秒或几十毫秒即可以完成一次分析。质谱可以与色谱联用，如可以与气相色谱仪联用或液相色谱仪联用，已发展成为一种便捷的确证化合物结构的定性与定量分析方法。

1. 质谱分析一般原理　质谱是利用高能电子束轰击化合物分子，得到多个碎片，然后通过对碎片的分析，得到与化合物结构相关的信息，最后把化合物的结构推断出来。质谱仪有多种多样，不同的质谱仪的工作原理相差较大，通常以电子轰击离子源的双聚焦质谱仪使用较多，原理如下：当样品分子在质谱仪的离子源中受到高能电子轰击时，可能失去一个电子而产生分子离子M^{+}，随后分子离子继续受到电子轰击，又碎变成一系列更小的碎片，并按照一定的裂解机制发生裂解，产生一系列的质荷比不同的碎片离子，质荷比即质量与其所带电荷之比。质谱仪检测出来的碎片都是带正离子的碎片，质谱仪在对分子进行检测的过程中，主要是提供带正电荷的碎片，通常用M和Z表示，M表示碎片的质量，Z表示碎片带的电荷数，Z通常表示带有一个单位的正电，有时也表示带多个单位正电荷。

化合物受到电子轰击后产生的分子离子在电场的加速下，进入与运动方向相垂直的电场E（即电分析器），由电分析器滤除带有微小动能差别的离子，选出一系列由不同的质量与速度组成，而具有几乎完全相同动能的离子。然后将这束离子送入一个与运动方向相垂直的磁场B（称为磁分析器），使它们受到磁力的作用而发生偏转。质荷比不同的离子，其运动轨迹的半径也各不相同。在一定的磁场强度的作用下，具有一定质荷比的离子运动半径与磁分析器的半径相适应从而到达收集器。所有不同的离子到达收集器所要求的磁场强度有所不同，如果按一定的顺序改变磁场的强度，就可使不同质荷比的离子依次到达检测器。检测器可以测量出离子数目的多少，产生相应的信号，这些信号随后被记录下来，便形成了质谱。

2. 质谱仪的构造 质谱仪由下列单元组成：离子化室、可变磁场、离子捕集器、记录器，主要靠离子化室把分子击碎成分子离子，经过可变磁场，将离子按由小到大的顺序排列，然后进入到离子捕集器，最后将相关数据记录下来。

3. 质谱图所能提供的信息

（1）确定分子量 可从分子离子峰M^+的质荷比确定分子量。有些化合物容易发生裂解，难于产生分子离子峰，这给分子量的确定带来较大的困难，这时可以采用FAB等软电离的方法而得到分子离子峰。化合物裂解的分子离子峰一般相对比较稳定，当通过分子离子峰的值来确定分子量时，分子量可以精确到小数点后面多位。空气的分子量是28，氮气的分子量也是28，乙烯的分子量也是28，这三种气体都是28，但是28小数点后的部分是不相同的，因此，可以通过质谱把这三种气体分子量的微小差别检测出来。进一步通过分子量来确定相应的分子式。

（2）确定分子式 根据分子离子峰与其同位素峰的相对丰度可以推算分子式，也可以由高分辨质谱仪（HRMS）直接得化合物分子式。高分辨率质谱仪可以将分子离子或离子碎片的质荷比精确地检测出来，能精确到十万分之一。根据其所测得的分子离子峰的质荷比，再进行计算机系统分析和相应的数据库检索对比，可以直接得出分子离子的元素组成，最终得到分子式。

（3）确定分子结构　分子在质谱的离子源中裂解时，并不是任意地断裂，而是具有一定的规律性，通过碎片组成分析，并按照一定的规律将这些碎片拼起来，拼成一个完整的分子。

附录七　拉曼光谱分析技术简介

近年来，拉曼光谱CCD检测系统在近红外区域的高灵敏性检测技术的发展、体积小且功率大的二极管激光器的发明，以及激发激光与信号过滤整合光纤探测技术的发展中有了更为广泛的应用。

1. 拉曼光谱仪的基本原理　当光照射到化合物上时将发生弹性散射与非弹性散射，其中弹性散射的散射光是跟激发光波长相同的成分，而非弹性散射的散射光会有比激发光波长更长或更短的成分。当波长比样品径粒小很多的单色光照射试样时，大部分的光都会按原来的方向透射过去，只有一小部分会按不同的角度散射开，从而产生散射光，当在垂直方向进行观察时，除了与原入射光有相同频率的散射外，还有若干条很弱的与入射光频率发生了一定位移的拉曼谱线，这种现象称为拉曼效应。拉曼谱线的数目、相对位移的大小、谱线相对长度直接与样品分子的振动或转动能级紧密相关。因此，对拉曼光谱进行研究，也可以得到与红外吸收光谱类似的有关分子振动或转动的相关信息，这些信息分析叫作拉曼光谱分析，已被广泛地应用于物质的鉴定与分子结构的研究。

2. 拉曼散射光谱的特征

（1）拉曼散射谱线的波数随着射入光的波数不同而有差异，但是对于同一样品，其拉曼谱线的位移跟入射光的波长没有关系，只与样品的振动和转动能级相关。

（2）在拉曼散射中，若光子把一部分能量传给了样品分子，散射光的能量将减少，在垂直方向上检测到的散射光中，可以检测到频率减小（$\nu_0-\Delta E/h$）的线，这种线称为斯托克斯线。若光子从样品分子中获得能量，在大于入射光频率处接收到散射光线，则称为反斯托克斯线。在以波数作为变量的拉曼光谱图中，斯托克斯线和反斯托克斯线对称地分布在瑞利散射线两侧，这是因为在以上两种情况下分别相对地得到或失去了一个振动量子的能量。

（3）在通常情况下，斯托克斯线比反斯托克斯线的强度要大。这是由于Boltzmann分布（即当有重力场、电场作用时，气体分子的空间位置就不再均匀分布，不同位置处分子数密度不同），导致处于振动基态上的粒子数远多于处于振动激发态上的粒子数。

3. 拉曼光谱技术的优越性

（1）拉曼光谱技术可以提供快速、简单、可重复、无损伤的定性定量分析，它不要求样品预先准备与处理，样品可直接通过光纤探头进行测量。由于水的拉曼散射很微弱，拉曼光谱也是研究水溶液中样品较为理想的工具。

（2）拉曼光谱可以一次同时覆盖50~4000波数的区间，对有机物和无机物都可以进行分析。如果让红外光谱覆盖同样多的区间则必须改变光栅、光束分离器、滤波器和检测器，难度要大得多。

（3）拉曼光谱谱峰清晰尖锐，更适合进行定量研究和数据库搜索，由于独立的拉曼区间的强度与功能基团的数量相关，因此，运用拉曼光谱进行差异分析可以用于定性研究。

（4）因为激光束的直径在它的聚焦部位通常只有0.2~2mm，常规拉曼光谱只需要少量的样品就可以得到。这是拉曼光谱相对常规红外光谱具有的优势。而且，拉曼显微镜物镜可将激光束进一步聚焦至20μm甚至更小，可分析更小面积的样品。

（5）运用共振拉曼效应可以有选择性地增强大生物分子特定发色基团的振动，致使这些发色基团的拉曼光强能被选择性地增强1000~10000倍。

4. 几种重要的拉曼光谱分析技术　单道检测的拉曼光谱分析技术、以CCD为代表的多通道探测器分析技术、采用傅里叶变换技术的FT-Raman光谱分析技术、共振拉曼光谱分析技术和表面增强拉曼效应分析技术。

5. 拉曼频移、拉曼光谱与分子极化率的关系　拉曼频移就是散射光频与激发光频的差，拉曼频移取决于分子振动能级的改变，它具有化合物的特征性，与入射光的波长无关，因此，可以根据拉曼频移分析对分子结构进行分析。化合物分子在静电场中的极化感应偶极矩是静电场与极化率的乘积，分子的极化率是诱导偶极矩与外电场的强度之比，当化合物分子中两原子距离较大时，极化率也最大，拉曼散射强度是与极化率成正比例的。

6. 拉曼信号的选择　在拉曼光谱分析中，入射激光的功率、样品池厚度和光学系统的参数对拉曼信号的强度都有比较大的影响，因此，通常要多选用能产生较强拉曼信号，且其拉曼峰不与待测拉曼峰重叠的基质或是外加物质的分子，作为内标对拉曼信号加以校正，有关内标的选择原则和定量分析方法与其他光谱分析方法基本相同。

7. 拉曼光谱的应用方向与优缺点　拉曼光谱分析技术是建立在拉曼效应为基础上的分子结构表征技术，它的信号来源于分子的振动与转动。拉曼光谱的应用主要是三个方面：定性分析，因为不同的化合物有不同的特征拉曼光谱，可以通过拉曼光谱对化合物进行定性分析；结构分析，通过对化合物拉曼光谱谱带的分析，可对化合物结构进行分析； 定量分析，根据化合物拉曼光谱的吸光度的特点，可以对物质的量进行有效的分析。

拉曼光谱的分析方法不需要对样品进行前处理，也不需要样品的制备过程，因此，大大地避免了系统误差的产生，同时在分析的过程中操作相对简便、测定时间较短、灵敏度高。但是在应用拉曼光谱对化合物进行分析时，拉曼散射面积很难控制，不同振动峰重叠以及拉曼散射强度易受光学系统参数的因素影响而产生分析误差，化合物的荧光现象对拉曼光谱分析有一定的干扰，在进行光谱分析时有时会出现曲线的非线性的问题，另外样品的引入对检测体系有一定的污染而导致产生一定的误差，以上这些因素对拉曼光谱的应用有一定的阻碍，有待进一步改善。

8.拉曼光谱的应用 拉曼光谱是一种无损、非接触性的快速检测技术，已经吸引广大科研人员和检测技术人员，被应用到各行各业。在生命科学领域，由于拉曼光谱检测所需样品用量很少，也不需要对生物样品进行固定、脱水、包埋等前处理，操作简单，不会损伤样品，而又能得到样品最真实的信息。另外，生物大分子大多是在水溶液的环境中，研究它们在水溶液中的结构对于进一步的了解生物大分子结构与功能的关系有重要的意义。由于水的红外吸收光谱很强，因此大大地限制了红外光谱在生物体系研究中的应用，而水的拉曼散射很弱，干扰也小，而且单细胞的拉曼光谱不仅能提供细胞内核酸、蛋白质和脂质含量等相关信息，而且还可以在不损伤细胞的情况下实时动态地监测细胞分子结构的变化，也可以对细胞和病毒等进行相关的原位检测分析。

（1）基础研究 生物基础研究包括生物组织结构与成分鉴别，如脂类、蛋白质、糖类、水、DNA与RNA等，以及细胞的定位、鉴别与分类等，在生物大分子中，蛋白质、核酸和磷脂等是重要的生命基础物质，研究它们的结构与构象等化学问题用于阐明生命活动的相关机制是当今广受关注的研究课题。拉曼光谱是分子的特征性指纹图谱，生物分子的指纹区主要集中在100~2000cm^{-1}，拉曼光谱对分子所处的环境的变化非常灵敏，即使是结构上的细小差异在拉曼谱图上都能反映出来。细胞是生物生命最基本的单位，是所有生命现象的基础，共聚焦显微拉曼光谱的发展使对生物原位活细胞的研究有了可能，对于尺寸仅有1~2μm的细菌，通过共聚焦显微拉曼光谱仪的良好的共聚焦特性，可以对细菌进行详细的研究。另外，由于细胞种类繁多，如细菌多种多样，可以采用聚类分析、主成分分析和判别分析等多元统计学方法对研究对象的多样性进行评价。

（2）生物医学　拉曼光谱在生物组织与病理研究中的应用越来越广泛，涵盖了几乎所有的组织，如脑组织、肺组织、肝组织与骨组织等。在肺、胃、结肠等空腔组织中，现在已经可以将光纤包埋在内窥镜中，实现了拉曼光谱对活体进行实时检测。拉曼光谱还可以从分子水平上提供较多的信息，这对多种疾病的诊断与病理变化研究有十分重要的意义。因为，不同的病变能在拉曼谱图中显示出来，通过拉曼光谱分析可以对不同疾病进行比较与诊断。另外，对于处于早期阶段的疾病，即使在组织结构上看不到病变，通过拉曼光谱的检测与分析可以得到早期化合物结构的变化信息，如传统的癌症主要是根据病理标本的染色变化进行检测，但是这种检测方法只能检测出与健康组织有明显不同的病变组织，如是处于隐形阶段的疾病还不能检测出来，这也是癌症一般要到晚期才能发现的原因，通过拉曼光谱分析可以得到化合物结构细微改变信息，即使是早期的肿瘤，由于肿瘤细胞中变异的DNA含量将急剧增加，拉曼光谱可以及时地捕捉到这些信息的变化。

（3）药物研究　在药物配方中，特别是中草药的配方中，通常除了必需的有效成分外，还有很多种辅料，但是原料与辅料的分布对药物的溶解和吸收都有十分重要的影响。利用拉曼光谱分析药物中不同成分的拉曼信息，得到药片有效成分分布的图像，其中显微拉曼光谱就可以获得药片表面各种成分的分布信息，而透射拉曼光谱则可以获得药效成分在整个药片中的平均信息，因此，可以对整个药片中的药效成分进行准确的定性与定量分析，从而能够测定出不同批次或不同厂家药物含量的均匀度与真假性。由于拉曼光谱能进行无损检测，它还可以有效地用于对药物与细胞相互作用关系的研究，如药物与细胞作用的位点、药物在细胞中的分布，以及药物在细胞内的动力学研究等。因此，拉曼光谱在药物筛选中将有很好的应用前景。

（4）化妆品开发　大部分的化妆品都是直接与人体接触的，这些化妆品的安全性与效果一直以来备受人们的关注，无损的实时检测更在化妆品行业中有着广泛的应用前景。由于拉曼光谱检测无侵入也无损伤，可以直接对患者或志愿者的皮肤进行相关的检测分析，并且能够实时地检测产品的效果。其中借助共聚焦拉曼光谱仪可以检测皮肤中的含水量及分布深度，由于人体皮肤在不同深度的含水量不同，用共聚焦拉曼光谱仪可以检测在涂抹保湿霜后不同深度皮肤含水量的变化，从而检测保湿霜的效果。染发护发产品的穿透效果是广大消费者最关心的问题，也是各大品牌关注的重要内容，将拉曼光谱应用到对产品作用于头发的效果检测分析，可以通过产品的特征谱带分析、追踪产品的穿透深度，从而对相关产品的穿透效果进行检测。另外，很多的化妆品都是乳液，乳液乳滴的稳定性、有效成分分布的均匀性等都是化妆品质量检测的重要指标。通过拉曼成像可以得到化妆品乳液中颗粒分布、相态分布以及乳滴主要成分信息，为化妆品的研发和质量控制提供重要的参考。

（5）食品检测　近年来苏丹红、三聚氰胺与瘦肉精等事件引起人们对食品的安全问题越来越关注。拉曼光谱是一种不要求样品进行前处理、灵敏度高、分析测试快的光谱分析技术，在食品质量检测、食品中细菌鉴别与食品加工工艺筛选中等都有广泛的应用。

在食物中很多同类食品的结构都很相似，如食用油类都是以脂肪酸为主要成分，其中动物食用油中主要是饱和脂肪酸，植物油中主要是不饱和脂肪酸，这些结构非常相似的化合物，如果使用拉曼光谱分析法可以有效地将它们区分。运用拉曼光谱还可以对食品的产地与品质等各方面进行判定和研究。

拉曼光谱分析法是一种无损伤、无标记的分析技术，它可以从分子层面对生命科学领域中的试样提供丰富的信息。共聚焦技术以及不断发展的成像方法为拉曼光谱分析技术在生物领域的应用提供了重要的技术支持。近年来，国内外研究者将拉曼光谱应用于细胞药物处理、细胞水平疾病诊断、单细胞生命活动监测以及亚细胞结构比较等多个领域，都取得了明显的进展。随着研究的不断深入，拉曼光谱分析技术必将在组织细胞检测、肿瘤诊断、细胞分类、药物筛选以及食品检验等领域有很好的应用前景。

附录八　我国常用试剂分级规格和选用试剂的参考原则

一般常用的化学试剂分为优级纯试剂（GR）、分析纯试剂（AR）、化学纯试剂（CP）、实训试剂（LR）四个等级。

1. 优级纯试剂　瓶签以白底绿字表示，英文缩写为GR（guaranteed reagent）。

2. 分析纯试剂　瓶签以白底红字表示，英文缩写为AR（analytical reagent）。

3. 化学纯试剂　瓶签以白底蓝字表示，英文缩写为CP（chemical pure）。

4. 实训试剂　瓶签以白底棕字或黄字表示，英文缩写为LR（laboratory reagent）。

化学试剂除上述分级规格外，尚有特殊用途的基准试剂（专做基准物质用）、光谱纯试剂、色谱纯试剂等高纯度试剂。

选用试剂的参考原则：

（1）标定标准液或滴定液用基准试剂。

（2）配制标准液或滴定液一般可采用分析纯试剂或化学纯试剂。

（3）一般定性鉴别、杂质检查用的试液采用分析纯试剂或化学纯试剂。

（4）制备用试剂采用化学纯试剂或实训室试剂。